サイコパス
── 冷淡な脳 ──

著

ジェームズ・ブレア，デレク・ミッチェル，カリナ・ブレア

訳

福井裕輝

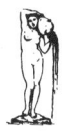

星 和 書 店

Seiwa Shoten Publishers

2-5 Kamitakaido 1-Chome
Suginamiku Tokyo 168-0074, Japan

The Psychopath
Emotion and the Brain

by

James Blair
Derek Mitchell
Karina Blair

translated from English
by
Hiroki Fukui

English edition copyright © 2005 by James Blair, Derek Mitchell, and Karina Blair
Japanese edition copyright © 2009 by Seiwa Shoten Publishers, Tokyo
This edition is published by arrangement with Blackwell Publishing Ltd, Oxford.
Translated by Seiwa Shoten Co. Ltd from the original English language version.
Responsibility of the accuracy of the translation rests solely with Seiwa Shoten and is
not the responsibility of Blackwell Publishing Ltd.

日本語版への序

　現代のサイコパス概念にとても類似していると思われる人々についての記述は，古代ギリシャの文献にまで遡ることができる。より体系的には，19世紀になってPrichardやHenry Maudsleyといった精神科医たちによって記載された（Maudsley, 1895; Prichard, 1835）。そこでは，道徳的な痴愚（moral imbecility）に苦しむ人々について触れられている。しかし，サイコパス概念がはじめて具体的に示されたのは，1941年のHervey Cleckleyの著作 *The Mask of Sanity*（正気の仮面）である。Cleckleyのサイコパスに関する記載が，Robert Hareの実証的研究の基礎となった。Hareによって，サイコパシー・チェックリスト（Psychopa-thy Checklist: PCL）が作成された。PCLおよびそれをもとに作られた様々な尺度を用いることによって，反社会的行動を行う人々のなかに存在する比較的均質な集団を分離・同定することができるようになった。

　サイコパシーという用語は，しばしば，アメリカ精神医学会のDSMの社会病質あるいはより最近では反社会性人格障害（ASPD）と同義であるかのように使われる。しかし，これは正しくない。第1章で述べられるように，ASPDの診断基準を満たす者のなかでごく一部だけがサイコパシーの診断基準に該当する。興味深いことに，DSMにおいて社会病質から反社会性人格障害へと名称が変更されたことは，顕著な社会行動障害を，社会的に誘発されるというより，より生物学的に説明されうる人格の変動

要素と見なすように変化したことを意味する。とりわけ米国の心理学者である David Lykken や Robert Hare のパイオニア的研究の背景には，サイコパシーの発症の中核には生物学的要因が関与しているという確信が存在した。この確信が現在にまで及んでおり，本書物の主眼となっている。

　現在は，サイコパスを研究するうえで，とても刺激的なときである。PCL や関連する様々な尺度のおかげで，われわれは，比較的均質な集団を分離・同定可能となった。この分野がどれだけ長足の進歩を遂げたのか，過小評価することはできない。およそ20年前に，犯罪行動の遺伝学に関する多くの論争を経て，舞台は米国から英国を含む欧州諸国へと広がった。今や，犯罪行動の生物学／遺伝学を語るときではない。犯罪行動の生物学は成立しえない。というのも，もし膨大な利益が見込めるのにわずかなリスクしかなかったならば，われわれは誰でも罪を犯しうる（職場に転がっているペンを1本盗むことで1000万ドル手に入れられるとするならば，理性的な選択も誘惑に負けるだろう）。しかし，同時に，ある特定の反社会的行動を引き起こすある特定の情動障害に，生物学的基盤が存在するという明確なエビデンスがある。こうした生物学的基盤を明らかにすることで，有効な治療法について議論を始めることができるようになる。まとめよう。サイコパスという疾患を理解することは決定的に重要である。そのことによって，われわれは彼らに対するスティグマから解放され，彼らを真に救うことができる。そしてサイコパスを治療することで，サイコパスによって生命さえも脅かされていた多くの人々を救うことができるのである。

Maudsley, H. (1895). The pathology of mind. New York: Macmillan.
Pritchard, J. (1835). A Treatise on Insanity and Other Disorders Affecting the Mind. London: Sherwood, Gilbert and Piper.

James Blair

訳者まえがき

本書は，"The Psychopath: Emotion and The Brain"（James Blair, Derek Mitchell, and Karina Blair, 2005）の全訳である。

"Psychopath"を日本語訳するのであれば「精神病質者」となるが，世間一般に持たれている精神病質概念との混同を避けるために，本書では「サイコパス」とした。その定義が何たるかは本文を読んでいただくとして，この「疾患」は，決して曖昧な分類ではなく，ある特有の病理を共有しているという指摘は重要だと思われる。

Dr. Blairは，現在も卓越した原著論文を多数執筆されている最前線のサイコパス研究者である。そのため，本書の内容は，サイコパスの定義・疫学から始まり，情動・認知の機構，脳画像，遺伝子へと至り，幅広く網羅され，かつ深い。そして，その完成度の高さと同時に，論理が明快であるため，初学者や専門外の方でも容易に理解できるものとなっている。一読して，著者の本書に注いだ情熱がおわかりになるかと思う。

サイコパス研究は，日本においてこれまでタブー視されてきたのではないだろうか。しかし，本書でも述べられているように，サイコパスの病態を明らかにすることは危急の問題である。そして，近い将来，この疾患を治療できるようになる日が来ることを信じて止まない。

日本の若い研究者や学生が，今後この困難な領域に多数参入してきていただけることを，訳者としては強く期待する。

Dr. Blair は，度々のメールなどでの質問に対してとても好意的にお返事して下さりました。そして，日本におけるサイコパス研究の現状をお伝えしたうえで，日本語版への序文も快く執筆していただきました。また，本訳書の完成のために，京都大学精神医学教室の先生方には，多くのご協力をいただきました。深く感謝いたします。

福 井 裕 輝

も　く　じ

日本語版への序　*iii*
訳者まえがき　*vii*

第1章　サイコパスとは？ … *1*
反社会的な子供　*2*
反社会的な成人　*4*
サイコパス　*10*
反応的および道具的攻撃　*15*
症例の再考　*17*
分類が示すこと　*19*
結論　*22*

第2章　背景的情報 … *23*
サイコパスの有病率はどのくらいなのか？　*23*
合併症について　*32*
結論　*35*

第3章　サイコパスの根本的原因は何か？ … *37*
サイコパスの遺伝的基盤は何か？　*39*
反応的攻撃の遺伝的背景　*40*
攻撃性に対する社会的影響　*43*
社会的要因に関連した反社会的行動　*58*
結論　*61*

第4章　サイコパス：その機能的障害 … *65*
サイコパスは不安障害か？　*65*
サイコパスの脅威刺激への反応　*67*
サイコパスにおける情動学習　*70*
サイコパスの共感反応　*73*
サイコパスの道徳的推論　*76*
感情と言語　*81*

注意　*86*
　　　結論　*91*

第5章　サイコパスの認知的仮説……………………………………… *93*
　　　反応群調節仮説　*94*
　　　恐怖機能不全モデル　*101*
　　　暴力抑制機構モデル　*106*
　　　総括　*110*

第6章　サイコパスの神経学的仮説…………………………………… *113*
　　　左半球活性化仮説　*113*
　　　前頭葉機能不全仮説　*116*
　　　ソマティックマーカー仮説　*127*
　　　総括　*130*

第7章　反応的攻撃の認知神経学的仮説……………………………… *133*
　　　基本構造　*134*
　　　基本構造の制御　*136*
　　　制御の機能不全　*141*
　　　要約と結論　*148*

第8章　サイコパスの認知神経学的仮説……………………………… *151*
　　　扁桃体とサイコパス　*153*
　　　IES と恐怖機能不全，VIM モデル間の関係　*167*
　　　扁桃体機能不全仮説：道徳的社会化　*170*
　　　扁桃体機能不全仮説の限界　*175*
　　　扁桃体以外の機能不全　*182*
　　　結論　*189*

第9章　難題と結論……………………………………………………… *191*
　　　残された難題　*191*
　　　結論　*204*

　　文献　*209*
　　索引　*243*

第 1 章

サイコパスとは？

　悪に関する概念や，悪を体現していると考えられる人々について，人は長い間，関心を持ち，興味をそそられてきた。サイコパスという言葉から，おそらくたいていの人は，その言葉に当てはまるであろう人々のことを，容易に思い浮かべることができるはずである。映画の登場人物を考える人もいるであろう。例えば，「羊たちの沈黙」のハンニバル・レクターや，「レザボア・ドッグズ」のミスター・ブロント，「サイコ」のノーマン・ベイツ，「エルム街の悪夢」のフレディー・クルーガーといったところである。政界の人物を思いつく人もいるかもしれない。アドルフ・ヒットラー，サダム・フセイン，マーガレット・サッチャー，ジョージ・W・ブッシュ，あるいはビル・クリントンさえもサイコパスであると主張するかもしれない。さらに，もっと多くの人々は，現在の雇い主や元の配偶者こそが，典型的なサイコパスだと考えるかもしれない。しかし，まずサイコパスの概念を整理するために，これから４つの事例について簡単に述べていく。これらの事例は

作り話であり、これまでにわれわれが扱ってきた数々の症例を混合したものである。4例すべてにおいて反社会的行動がみられるが、このなかの2例だけがサイコパスである。

反社会的な子供

ジョン

　ジョンは11歳の少年で、両親は知的職業に従事し、中流家庭に属する。幼い頃から問題行動がみられ、5歳のときには、情緒不安定であったり問題行動があったりする子供たちのための学校に行くこととなった。若い頃からジョンは家や学校から逃げ出すようになった。いまや、夜中まで地元の町の通りをうろつくので、しょっちゅう警察に補導されている。地域の非行少年と一緒に過ごしていることが多い。最近、建設現場に押し入り資材に放火して、15,000ドルの損害を与えた。ジョンはよく動物を虐待する。あるときには、ペットのハムスターをストーブの上にぶら下げ、金をくれないならハムスターを落とすぞ、と両親を脅かした。また、両親や教師、同級生によく暴力をふるう。何回か母親を脅かして傷つけようとしたことがあるし、寝室に隠したナイフをしばしば取り上げられている。ジョンには、学校でも本当の友人はいない。ジョンの行動は一見丁寧のようにみえるときでも誠実さが全然感じられず、教師たちはジョンの扱いに手を焼いている。ジョンは自分の能力に過大な自信を持っていて、自分の知性について思い上がって認識している。ときどき人をだましては、自分は誤解されているのだと考えさせるように仕向けたりする。

ビル

　ビルは，問題を抱えた労働者階級の11歳の少年である。父母はともに刑務所に収容されている。父親は武装強盗，母親は薬物犯罪のためである。そのため，姉の世話になっている。家や学校では反抗的な態度を示すことが多い。教師に対しても態度は不真面目で，宿題をさぼったり，ずる休みをよくしたりする。地元の商店から万引きもする。同級生と喧嘩をして，あるときには武器（レンガ）を使った。しかし，彼は，本当に自分が悪いと思ったときには普通に謝ることができる。同級生とスポーツをすることは楽しみのひとつである。姉に対しては愛情をよく表し，一緒にいるときには安心している。ビルの感情は乱れやすい。そして，自分のことを卑下していることが多い。

　ふたりの少年の架空の生活について記述を行った。彼らについては同じように考えるべきだろうか？　抱える問題は同じであろうか？　ふたりともサイコパスだろうか？　どちらも確かに反社会的ではある。しかし，その反社会的行動の背景には同じ病理がひそんでいるのだろうか？

　アメリカ精神医学会の精神障害の診断・統計マニュアル（DSM）第4版の基準に従うと，ジョンとビルは同じ疾患群としてとらえられる。つまり，行為障害（CD）に当てはまる[11]。行為障害の診断基準を表1-1に示す。

行為障害（CD）

　これらに加えて，行為障害の診断には「臨床的に著しい社会的，学術的，職業的機能の障害」がみられる必要がある。興味深いこ

とに，DSM-IV は，行為障害の診断基準を満たす人々は均一な集団ではないことを認めている。つまり，小児期発症型および青年期発症型のふたつの行為障害の病型が規定されている。小児期発症型では，行為障害に特徴的な基準の少なくともひとつが10歳までに生じていなければならない。青年期発症型では，行為障害に特徴的などのような基準も 10 歳以前にあってはならない。

　ジョンとビルについて再び考えてみよう。ふたりとも行為障害の診断基準を少なくとも 3 つは満たしている。ジョンはしばしば取っ組み合いの喧嘩をし，武器を使用し，動物に対して残酷な扱いをし，放火をし，学校を怠けている。ビルも喧嘩をたびたび行い，武器を使い，学校を怠けている。そして，どちらも行動上の問題があるため，学業に支障を来している。つまり，ふたりとも行為障害を呈している。共に同じ小児発症型であり，10 歳以前に行為障害の基準を少なくともひとつ示している。しかし，ジョンとビルは本当に同じ病状なのだろうか？　そうではない。ジョンにはサイコパスの傾向があり，ビルにはない。そのことを後にまた論じる。

反社会的な成人

　成人の診断についてはどういう状況であろうか？　これも吟味したほうがよいであろう。成人例を以下にあげる。

ライアン
　ライアンは30歳半ばで，殺人罪で終身刑に服している。いつも機嫌が悪く，その事件についても，よくある酒場の喧嘩のように

表1-1 行為障害の診断基準

他者の基本的人権または年齢相応の主要な社会的規範または規則を侵害することが反復し持続する行動様式で,以下の基準の3つ(またはそれ以上)が過去12か月の間に存在し,基準の少なくともひとつは過去6か月の間に存在したことによって明らかとなる。

〈人や動物に対する攻撃性〉
(1) しばしば他人をいじめ,脅迫し,威嚇する。
(2) しばしば取っ組み合いの喧嘩を始める。
(3) 他人に重大な身体的危害を与えるような武器を使用したことがある。
    (例:バット,煉瓦,割れた瓶,ナイフ,銃)
(4) 人に対して残酷な身体的暴力を加えたことがある。
(5) 動物に対して残酷な身体的暴力を加えたことがある。
(6) 被害者の面前での盗みをしたことがある。
    (例:人に襲いかかる強盗,ひったくり,強奪,武器を使っての強盗)
(7) 性行為を強いたことがある。

〈所有物の破壊〉
(8) 重大な損害を与えるために故意に放火したことがある。
(9) 故意に他人の所有物を破壊したことがある。(放火以外で)

〈嘘をつくことや窃盗〉
(10)他人の住居,建造物,または車に侵入したことがある。
(11)物や好意を得たり,または義務を逃れるためしばしば嘘をつく。
    (すなわち,他人を"騙す")
(12)被害者の面前ではなく,多少価値のある物品を盗んだことがある。
    (例:万引き,ただし破壊や侵入のないもの;偽造)

〈重大な規則違反〉
(13)親の禁止にもかかわらず,しばしば夜遅く外出する行為が13歳以前から始まる。
(14)親または親代わりの人の家に住み,一晩中,家を空けたことが少なくとも2回あった。(または,長期にわたって家に帰らないことが1回)
(15)しばしば学校を怠ける行為が13歳以前から始まる。

出典:American Psychiatric Association: Quick Reference to the Diagnostic Criteria from DSM-IV-TR. American Psychiatric Association, Washington D.C. 2000. (高橋三郎,大野裕,染谷俊幸訳:DSM-IV-TR 精神疾患の分類と診断の手引. 医学書院,東京,2002)

みえたが，結果的に数人が死ぬこととなった。少し幼く，ひょうきんだが真面目な大人という印象を周りからは持たれている。他の受刑者や看守からは好かれていて，問題になるような行動記録が記載されたことはない。

万引きで執行猶予の判決を受けた17歳のときに始まり，約6回の犯行歴がある。10代後半までは法を犯すようなことはなかったが，15歳頃より家や学校で問題を起こすようになったと両親は述べている。両親は彼を扱いにくいと感じていた。門限を破り，よく嘘をつき，物を壊し，家出をした。学校でもしばしば喧嘩をした。

ライアンは16歳で学校を中退し，肉体労働の仕事を始めた。同僚とうまくいかずに解雇されることもあったが，仕事は続けていて給料をもらっていた。しかし酔いつぶれては向こうみずに金を使い，そのため使いすぎて支払いができないこともよくあった。足りない収入を補うためにマリファナをさばき始め，勤務している工場現場から資材を盗むこともあった。こうした行動の結果，18歳のときに執行猶予の判決を受けた。

それでもライアンは何とか仕事を見つけ，恋人と同棲を始めた。あまりにライアンが無責任に金を使い，薬物売買を続け，飲酒に依存していることから，ふたりは頻繁に喧嘩をしたが，それなりに関係は安定していた。数年の間に彼は2回浮気をしたが，罪悪感を感じるとともに，恋人にばれることを心配して，2回とも浮気は解消した。

ライアンのアルコール依存はひどくなり，ある晩，地元の酒場で喧嘩に巻き込まれた。店の主人は，喧嘩をやめてライアンに立ち去るように言った。普段のライアンなら喧嘩をやめて帰るとこ

ろであったが，このときはライアンはまた戻ってきて，相手をビンで殴り，ビンが粉々になって相手の喉に致命的な傷を負わせた。警察が呼ばれると，ライアンは自分の行ったことをすぐに白状した。法廷でもライアンは有罪を認めた。

タイラー

　タイラーは30歳後半で，一緒に旅をしていた仲間を殺し，金銭を奪った罪で終身刑に服している。旅の最中，薬物乱用者でありかつ売人でもあった。話をすると，短い間なら陽気で愉快な印象を与えるが，最後にはいつも看守と不穏になり，挑発的な態度になった。いろいろな仕事にも就いてきたが，数週間ともたずにやめてしまった。いい加減で，自分の思う通りにならないとすぐ暴力をふるうため，いつも問題を起こしている。他の受刑者たちは，恐怖とともに尊敬の念も合わせ持った態度で彼に接し，そうした扱いを受けることをタイラー自身楽しんでいた。

　タイラーの逮捕歴は数ページに及ぶ。記録に残っているものでは，9歳のときに起こした学校の備品を盗むという行為が，最初の犯罪である。11歳のときには，金銭のゆすりを拒んだ同級生を溺れさせようとして逮捕された。その行動について問いただされると，タイラーは笑いながら「そいつが俺より背が高いからさ，それに，事実を探られて教師が邪魔に入らないようにやったのさ」と答えた。

　タイラーは，幼少期，青年期，成人期を通して，隔離された施設に出たり入ったりして過ごしてきた。行ってきた犯罪のなかには，万引き，強盗，暴行，人質まで，ありとあらゆる種類のものが含まれている。タイラーにはひとつの仕事を2週間と続けるこ

ともできなかった。代わりに，親しい知人もいないところで，薬物売買や，路上での窃盗，売春の斡旋のような犯罪をすることで生きてきた。同じ場所に数週間と過ごすことは滅多になく，1か所にとどまるよりは，頻繁に引っ越しをすることを好んだ。とても気さくな感じにもみえるので，住む場所を喜んで提供してくれる人と知り合うことには苦はなかった。しかし，そうした取り決めも，いつも深刻な事態，ときには暴力沙汰に終わり，タイラーはまたやり直さなければならなかった。

　タイラーは結婚したことはなかったが，同棲した相手は何人かいた。いつでも，「相手を夢中にさせて」からその女性の所に転がりこんだのだが，その点，彼は上手であった。関係は長くても6か月程度であったが，どれも暴力と不安定性に満ちあふれていた。同棲していても，他の女性と会ったりしたことは数えきれないという。その一方，浮気したことはあるかと尋ねると，それはないとタイラーは答える。話に一貫性がないと指摘すると，矛盾はないという。言い分はこうである。「浮気など一度もしたことはないね，まったく同時にふたつの場所にいることなんか不可能だからね。わかるだろ？」

　現在投獄されている原因になった犯罪については，タイラーが犯したという歴然たる証拠があったが，法廷では無罪を訴えた。今なお無罪だと主張して，殺された被害者やその家族への心遣いなどまったくない。余生はずっと獄中で過ごすことになるだろうから，訴えても無駄だという話を繰り返し言われても，とても楽天的にとらえ，今にも釈放されるかのように話している。

表1-2 反社会性人格障害の診断基準

(1) 法にかなう行動という点で社会的規範に適合しないこと。これは逮捕の原因になる行為を繰り返し行うことで示される。
(2) 人を騙す傾向。これは繰り返し嘘をつくこと,偽名を使うこと,または自分の利益や快楽のために人をだますことによって示される。
(3) 衝動性または将来の計画を立てられないこと
(4) いらだたしさおよび攻撃性。これは身体的な喧嘩または暴力を繰り返すことによって示される。
(5) 自分または他人の安全を考えない向こうみずさ
(6) 一貫して無責任であること。これは仕事を安定して続けられない,または経済的な義務を果たさない,ということを繰り返すことによって示される。
(7) 良心の呵責の欠如。これは他人を傷つけたり,いじめたり,または他人のものを盗んだりしたことに無関心であったり,それを正当化したりすることによって示される。

出典:American Psychiatric Association: Quick Reference to the Diagnostic Criteria from DSM-IV-TR. American Psychiatric Association, Washington D.C. 2000.(高橋三郎,大野裕,染谷俊幸訳:DSM-IV-TR 精神疾患の分類と診断の手引.医学書院,東京,2002)

反社会性人格障害(ASPD)

ライアンとタイラーについて考えよう。ここでも同じ問いがなされる。ふたりは同じ症候群としてとらえられるのだろうか? DSM-IV によれば,ともに同じ診断になる[11]。すなわち,反社会性人格障害(ASPD)である。ASPD の特徴は「小児期ないし青年期早期に始まり成人期まで続く,他人の権利を無視し侵害する広範な様式」である。患者は,少なくとも18歳で,15歳以前の行為障害の証拠があり,反社会的行動が統合失調症や躁病エピソードの経過中のみであってはならない。表1-2にあげる診断基準の中で,患者は少なくとも3つ以上に該当する必要がある。

再び，ライアンとタイラーについて考えてみたい。ふたりとも明らかに社会的規範に適合しておらず (1)，衝動性，攻撃性，無責任さを有する (3, 4, 6)。したがって，共に反社会性人格障害と診断されるであろう。しかし，ふたりは同じ病態ではない，と再度指摘したい。タイラーはサイコパスだが，ライアンはそうではない。

サイコパス

サイコパスという症候群について現在記載されているものの起源は，Cleckley の研究にさかのぼることができる。その著 *The Mask of Sanity* において，サイコパスの診断基準として16項目が示された[124]。そこには，表面的な魅力，不安の欠如，罪悪感の欠如，信頼できないこと，不誠実，自己中心的，親しい関係を継続して作れないこと，罰から学ばないこと，情動の乏しさ，自分の行動が他人に及ぼす影響をかんがみることができないこと，将来の計画を立てられないこと，などがあげられている。Robert Hare が，これに自らの臨床経験を加えて，Psychopathy Checklist (PCL) を開発した[224]。これは，サイコパスの評価のために成人向けに作成された初めての形式化されたツールである。その後，改訂されて The Psychopathy Checklist-Revised (PCL-R) となった[227]。成人向けのPCL-Rに続いて，子供や青年向けのサイコパスの評価尺度も開発された。The Antisocial Process Screening Device (APSD)[192] や The Psychopathy Checklist: Youth Version (PCL-YV)[188, 299] である。われわれの研究においては，APSDを集中的に用いてきた。

PCL-R と APSD ともに，20 の行動面の評価項目から構成される。PCL-R は情報の広範囲にわたる検討と半構造化面接を基にしている。APSD は両親や教師による客観評価を基にしている。それぞれの項目は，0 点から 2 点の間で評定される。したがって，総得点は 0 点から 40 点の間に分布する。PCL-R によって，成人で 30 点を超えると通常サイコパスとされ，一方 20 点未満であるとサイコパスではないとみなされる。子供のサイコパス傾向についての基準はあまり確立していない。しかし，一般的には 27 点がカットオフ値として用いられている。APSD では，健常者を対象とした調査ではすべて 20 点未満に評点された。

サイコパスは，情動面，対人関係面，行動面においてそれぞれスペクトラムをなす複合的な成分から構成される障害である。因子分析は，観察される各種変量の変動を，より少ない数の因子で説明する方法である。例えば，PCL-R の 20 項目はすべて，その基準は独自の特徴を持っていると考えられるが，項目間には重複する内容も存在するであろう。そうしたことから，お互いに関連が深い項目はひとつのグループをなし，特徴的なクラスターを作り，ひとつのより幅広い概念を含む因子を形成する。

Harpur らは，PCL-R の先行版の PCL を用いて，6 つのサンプルで数百人の被検者から得られたデータを合わせて調べることによって，PCL-R 関連において初めて因子分析を行った。その結果，ふたつの因子から構成されることを確認した[241]。それは，対人関係・情動からなる項目と衝動的・反社会的生活様式からなる項目である。これらは，互いに強い関連はあるが，分割可能な要因であり，ふたつの因子を考えることによって，サイコパスという疾患をより深く理解することができると著者らは論じている。

PCL-Rが公表されてからも，8サンプル900人以上の被収容者と350名の触法患者を対象とした研究から，2因子構造が再現された[237]。また，サイコパスの2因子による説明は，ベルギー[390]，スコットランド[137]，スペイン[352]の刑務所収容者においても再現された。2因子とそれらを構成する要素を，表1-3に示す。APSDを用いた最初の因子分析においても，同様に2因子構造が見いだされた。さらに，表1-3で示した2因子はPCL-Rから得られた構造にうまく当てはまっている。つまり，因子1は衝動性と行動面の問題で特徴づけられる項目のクラスター（I/CP）に相当し，因子2は冷淡で情動の欠如を表す対人相互様式（CU）に当たる項目を含んでいる。

しかし，近年，伝統的サイコパス2因子論は，その説得力や使われた統計手法からも疑問視されてきている[137]。CookeとMichieは，3因子による説明がより適切であると主張している。要点を述べると，彼らの新たなサイコパスについての仮説では，従来の対人関係・情動からなる因子1はふたつに分離される。つまり，対人関係的側面と情動的側面である（表1-4）。最近の研究でも，3因子による説明が，APSDで得られたデータに対してもより有効であることが示された[193]。APSDで同定された因子とその構成項目を表1-5に示す。これらは，冷淡で情動の欠如を表す特性（成人における情動の異常要素と類似），自己愛特性（成人における対人関係要素と重複），衝動性を表す特性（成人の反社会的行動要素と類似）である。

サイコパス概念の有効性を述べる多くの人々によると，行為障害や反社会性人格障害といった精神医学診断に比べて，サイコパスでは行動面の特徴だけではなく，人格面についても評定できる

表1-3 サイコパスの2因子モデル

因子1:対人／情動面	因子2:衝動的／反社会的行動面	因子3:どちらにも含まれない項目
1 口達者／表面的な魅力 2 誇大的な自己価値観 4 病的な虚言 5 偽り騙す傾向／操作的 6 良心の呵責・罪悪感の欠如 7 浅薄な感情 8 冷淡／共感性の欠如 16 自分の行動に対して責任が取れない	3 刺激を求める／退屈しやすい 9 寄生的生活様式 10 行動のコントロールができない 12 幼少期の問題行動 13 現実的・長期的な目標の欠如 14 衝動的 15 無責任 18 少年非行 19 仮釈放の取消	11 放逸な性行動 17 数多くの婚姻関係 20 多種多様な犯罪歴

表1-4 サイコパスの3因子モデル

尊大で虚偽的な対人関係	感情の欠落	衝動的／無責任	どの因子にも含まれない項目
1 口達者／表面的な魅力 2 誇大的な自己価値観 4 病的な虚言 5 偽り騙す傾向／操作的	6 良心の呵責・罪悪感の欠如 7 浅薄な感情 8 冷淡／共感性の欠如 16 自分の行動に対して責任が取れない	3 刺激を求める／退屈しやすい 9 寄生的生活様式 13 現実的・長期的な目標の欠如 14 衝動的 15 無責任	10 行動のコントロールができない 11 放逸な性行動 12 幼少期の問題行動 17 数多くの婚姻関係 18 少年非行 19 仮釈放の取消 20 多種多様な犯罪歴

出典:CookeとMechie[137]

表 1-5 APSD の 3 因子構造

冷淡／情動の欠如	自己愛性	衝動性
3　学業への関心[†]	5　浅薄な感情	1　誤りを人のせいにする
7　約束の遵守[†]	8　極端な自惚れ	4　考えずに行動する
12　悪いと感じたり罪悪感を持つ[†]	10　人を利用したり偽り騙す	9　すぐ飽きる
19　感情を示さない	11　人をいじめる	13　危険な活動に関与している
20　友人関係が継続する[†]	14　一見魅力的だが誠実さに欠ける	17　前もって計画を立てない
	15　正されると怒る	
	16　人より優れていると考えている	

注：項目 2（違法行為に関与している）と項目 6（簡単かつ巧みに嘘をつく）は，どの因子にも属さなかった
[†]反転項目

ところに相違があるという[124,227]。しかし，この概念に反対する人たちは，人格を評価するという過程には多くの推論が含まれてしまうため，評定者間の信頼性が低くなると逆に主張している。けれども，これには容易に反論ができる。評定者間の信頼性の低さは，実は，PCL-R の評価に特別に生じる問題ではない[227]。さらに言えば，DSM-IV での行為障害や反社会性人格障害の診断と，ASPD や PCL-R で示されるサイコパス概念の違いは，人格というよりむしろ，情動に着目することによって DSM-IV の診断を発展させたところにある。この書物において主として述べたいことは，反社会的な行動へと至るということだけならば，多くの道があるということである。サイコパス概念が優れているのは，同じ疫学やある特定の情動処理障害を共有している集団を同定できるという点である。対照的に，DSM-IV の診断では，単に反社会行動をとる人たちという幅広い集団が同定されてしまう。つまり，

疫学的に異なる雑多な集団を扱うことになってしまうのである。

　疫学上，単一か雑多なものかという問題については，反応的および道具的攻撃を区別して考えることが有用である。

反応的および道具的攻撃

　反応的攻撃と道具的攻撃を区別することは，従来行われてきたことである [32, 33, 45, 144, 321, 511]。反応的攻撃（感情的ないし衝動的攻撃を指す）では，思い通りにならなかったり脅威にさらされたりする出来事をきっかけにして，攻撃行動や怒りの感情が引き起こされる。重要なことは，この攻撃は，何ら隠された目的（例えば，相手から財産を奪ったり，あるいは自分の社会的地位を高めたりすることなど）なく始まることである。対照的に，道具的攻撃（先を見越した攻撃を指す）は，目的志向的なものであり，何らかの望みを達成するために，道具として用いられる [45]。目的となることは，相手を痛めつけることではなく，相手から財産を奪ったり，あるいは自分自身の集団における立場を高めたりすることである。いじめは道具的攻撃の一例であり，驚くほどのことではないが，いじめ行動を行う者は，他の場面でもしばしば反社会的行動をとる [436]。

　人に何らかの攻撃エピソードがあったとして，それを反応的および道具的攻撃に区別して，性質を特徴づけることは，実際的には無理なのではないかという批判がしばしばなされてきた [103]。しかし，因子レベルにおいて，反応的および道具的攻撃を区別する判別的妥当性は証明されている。つまり，これらは互いに基本的には関連が深いものではあるが，2因子モデルは1因子モデル

よりデータにうまく適合するのである[400]。さらに，反応的ではなく道具的攻撃を行った者は，後に再び非行に走りやすく，一方，反応的攻撃を起こした者は，その後むしろ，道具的攻撃や非行行動が減少することが，縦断的研究によって示されている[400,509]。

また，攻撃的な人々は，比較的分離可能なふたつの集団からなるということを示唆する注目すべきデータが存在する[33,136,144,321]。第一に，反応的攻撃だけを示す群である。社会規範に無関心で，状況に応じて自分の行動を制御することができない。眼窩前頭前皮質に損傷のある患者群で，反応的攻撃が高まっていることが指摘されている[13,67,211]。さらに，衝動／攻撃性障害の患者群は，著明な反応的攻撃を示し[48,126]，また，双極性障害の小児も同様である[315]。第二には，反応的と道具的攻撃の両方を示す群である。とりわけ道徳的規律に無関心で，被害者に対する罪悪感や共感性に乏しい。サイコパスでは，反応的および道具的攻撃性の両方が，著しく亢進している[141,521]。つまりは，攻撃的な人々は，ふたつの比較的分離可能な集団（反応的攻撃を示す群と，反応的および道具的攻撃を示す群）から成り立っていることが，強く示唆される。

反応的および道具的攻撃は，別の認知神経科学的システムによって媒介されているため，それぞれを区別することは重要である[62]（第7, 8章参照）。反応的攻撃は，脅威にさらされたときに動物がとる究極の反応である。脅威がそれほど強くなく，また相手との距離が遠い場合，動物はすくんでしまう。脅威が強く，距離が近い場合，動物はその場から逃げようとする。より脅威が強く，距離も接近すると，動物は反応的攻撃を示す[80]。かなりの脅威あるいは緊張状態に時間的・空間的に近接したり，反応的攻撃を制御する遂行機能の神経回路の調節が減弱したりすると，反応

的攻撃はますます亢進する（第7章参照）。

　道具的攻撃は目的志向的活動である。他人から金銭を奪ったり集団内での自分の地位を高めたりなど，特定の目的を達成するために，この攻撃性は用いられる。事実，反社会的行動の多くのタイプ（万引き，詐欺，窃盗，強盗など）は，道具的であり，目的志向的である。また，人がある何らかの道具的行動を行うことによって，その認知神経科学的システムにも影響が及び，その結果，同じ回路を共有するその他の目的志向的な行動も強化されるであろう。したがって，道具的攻撃の神経生物学的モデルを考える場合，そのモデルが，なぜある人が高レベルの道具的ふるまいを行うようになったのかを，きちんと説明できるかどうかということを十分考えるべきである。目的志向的行動は，何らかの望む報酬を得られることが期待でき，かつ罰が与えられないときに行われる。ほとんどの人はお金が欲しいと考えるが，その目的の達成のために他人を襲う人はまずいない。道徳的社会化（socialization）によって，人は反社会的行動を行わないようになる。サイコパスの示す道具的攻撃を説明するためには，社会化がなぜサイコパスでは成し遂げられないのかを明らかにする必要がある。

症例の再考

　ジョン，ビル，ライアン，タイラーの症例を再び考えてみよう。ジョンとビルは行為障害，ライアンとタイラーは反社会性人格障害の診断にあたることはすでに述べた。一方で，ジョンとタイラーはサイコパスないしその傾向があり，ビルとライアンはそうでないことについても触れた。このような結論にいかに達したの

かを考察してみよう。

　サイコパスの決定的な特徴は，反社会的行動をとることではない。重要なのは情動障害である。したがって，この4症例についても，反社会的行動を呈しているのかだけではなく，情動障害があるのかどうかについて評価をする必要がある。

　まず，ジョンとビルについて考えてみよう。表1-5にあげたASPDの各項目をみてもらいたい。そこからわかるように，ジョンはサイコパスの中核となる情動障害の兆候をすべて示している。罪悪感に苦しむこともないし，他人の感情に関心もない。人と親しい関係を維持することができず，学業にも特に関心があるわけでもない。また，FrickとHare[193]が自己愛として言及した病態を示している。自分の能力に過大に自信を持ち，うわべだけでは魅力的にふるまうことができる。そして，衝動的行動を合併している。APSDでは，40点中30点はゆうに超えているだろう。

　対照的に，ビルはサイコパスではないと思われる。ジョン同様に学業に関心はない。しかし，罪悪感をそなえているし，他人，特に姉の気持ちに対する配慮がある。要するに，ジョンほどの情動の問題は抱えていない。また，怒りっぽいことを除くと，自己愛の兆候を示していない。事実，ビルは自分のことを卑下している，と記載されている。ビルとジョンの最も似通ったところは，衝動的行動である。ふたりとも行き当たりばったりに行動し，将来のことを考えていない。ビルにも重度な行動上の問題があるが，サイコパスではない。APSDでスコアしても40点中20点にも満たない。われわれは，ジョンと対照的なビルのような少年を，これまでたくさんみてきた。強調しておくべきことは，ビルのような少年には，ジョンが示すような認知神経科学的障害がな

いということである。

ライアンとタイラーはどうだろうか。PCL-Rの2因子による説明にのっとると,両者とも因子2で高い得点となる。ともに行動のコントロールができなくて,幼少期から行動面の問題を呈し,衝動性や無責任さがみられる。しかし,タイラーにだけ,刺激を求めたり,寄生虫的な生活様式といった状態がみられる。だが,ライアンとタイラーの相違がはっきりとするのは,情動障害にあたる因子1である。ライアンには,サイコパスの根底となる情動面の障害は特に認められない。一方,タイラーには明らかに情動障害がある。一見魅力的で,誇大的で,操作的であり,罪悪感や共感性,深い情緒的なつながりといったものに欠けている。

まとめ

サイコパスの概念は,DSMでの行為障害や反社会性人格障害の診断を発展させ,改善を加えたものだと考えることができる。具体的には,サイコパスは,反社会的行動を示す人々のなかでも独特の病理を有していて,情動の欠如という共通の基盤がある。一方で,行為障害や反社会性人格障害の診断では,雑多な人々が一緒になってしまう（病的ですらない人が含まれるということは第3章で論じる）。この本における主要な目的は,サイコパスが示す情動障害を理解することである。

分類が示すこと

分類体系は,それ自体で十分有用なものである。サイコパスという分類は,特定の認知神経科学的基盤を有する共通の病理を

持っていて,その概念は有用であるということを,この本を通して述べていきたい。しかし,サイコパスのスコアをつけることによって,その他に何か有用な情報が得られるのだろうか？ 将来の行動をより正確に予測するなどといったことが可能なのだろうか？ その通り,というのが答えである。

PCL-R を用いる一番の意義は,危険予測における有用性にある。これは,反社会性人格障害の診断と明らかに対比している。累犯との関連性は,サイコパスでは,有意に DSM における反社会性人格障害を上回っている[251]。

サイコパスは,そうでない者と比べて,高率に再犯を起こすことが多くの研究によって示されている。最初期のものとしては,刑務所から釈放される前の 231 名の犯罪者に,PCL-R を施行したものがある[245]。3 年の追跡調査の結果,サイコパスでない者については,25％が再び投獄された。対照的に,サイコパスの場合,80％が釈放の条件を破った。Serin と Amos[458] の 299 人の犯罪者の 3 年間の追跡調査によると,サイコパスでは 65％が新たな犯罪で有罪になったが,そうでないものについては 25％であった。ヨーロッパの研究でも同様の結果が得られている。スウェーデンの触法患者を対象にした研究では,PCL-R で 25 点を超えた者は,66％が暴力的再犯を起こし,25 点以下の者は,18％だけであった[212]。ベルギーでは,サイコパス（高得点群），中得点群,低得点群の再犯率は,それぞれ 44％,21％,11％であった[238]。

278 人の犯罪者を対象にした国際的研究が,特に重要である。これによると,サイコパスは 82％に再犯がみられたが,そうでない者は 40％のみであった[238]。同じサンプルにおいて,PCL-R で高いスコアだった者では 38％に暴力的な再犯がみられたが,低いス

コアの者ではたった2.7%であった。興味深いことに，サイコパスであってもそうでなくても，年齢と犯罪歴をコントロールして補正しても，再犯率は下がらなかった。しかし，因子1の得点を詳細に調べると結果が変わった。因子1でスコアの高い者は高率に再犯を起こしていた。59%だったものが，86%になったのである！　教育プログラムや職業訓練プログラムに参加している者を対象に調べると，同様に注目すべき結果が得られた。因子1でスコアの低い犯罪者は，プログラムに参加することで再犯率が下がった。しかし，スコアの高い者は，プログラムに参加しない場合よりもむしろ高率に再犯を起こした。

　現在，もっとも幅広くレビュー，メタ解析されているものとしては，Hemphill[251]らによる，サイコパスと再犯の関連について得られた出版・未出版の合わせて9つの前向き研究に関する調査がある。それによると，研究の追跡期間は1年から10.5年であった。釈放後1年以内では，サイコパスはそうでない者の3倍再犯を起こし，暴力的な再犯については4倍であることがわかった。事実，再犯の相対的危険度（再犯を起こしたサイコパスの人数をそうでない者で割った値）は，1.7から6.5であった。これらの結果を総合すると，1年の追跡時点で，サイコパスの一般的な再犯率はそうでないものの3倍であり，暴力的な再犯率は3倍から5倍になるわけである。サイコパスは，一般的あるいは暴力的再犯どちらとも，また，少なくとも1年，あるいは10年という長きにわたって関連を持つのである。

結　　論

　この章では，サイコパスが持つ性質について考察を行った。サイコパスの分類は，DSMでの行為障害や反社会性人格障害の診断とは同義でないことを論じた。DSMによるこれら診断では，反応的攻撃あるいは反社会的行動の危険性が高まるということに関連する様々な病理が雑多になっている。これについては，本書において一貫して主張していくつもりである。一方で，サイコパス概念によって，反社会的行動だけでなく，より重要な意味を持つ情動障害に関する独特な病理を表現することができる（第4，8章参照）。決定的なことは，この情動障害によって，目的志向的である道具的攻撃が高まる危険性が生じることである（第8章参照）。一方で，暴力に関連するその他の病理については，反応的攻撃（思い通りにならなかったり脅威にさらされたりすることによって引き起こされる攻撃）が高まる危険性と結びついている（第7章参照）。

　まとめると，サイコパスは情動障害であり，それが究極の形へと発展すれば，極度な反社会的行動を繰り返す危険性がある。こうした反社会的行動は，反応的攻撃となって現れる場合もあるが，サイコパスにおいては，高度な道具的攻撃にも関与している障害であるという点で，特有であることに注意する必要がある。サイコパスは，至急解明されるべき障害である。解明なくして，サイコパスを効果的に治療することはできない。

第2章

背景的情報

　第1章では，サイコパスと，DSM-IV での行為障害や反社会性人格障害の診断を比較し，考察した。この章では，サイコパスに関する疫学を検討する。特に，以下のような疑問に答えたい。サイコパスはどのくらい存在するのか？　性別による違いはあるのか？　サイコパスの知能は高いのか，低いのか？　サイコパスと社会経済的地位（SES）の関連はどうなっているのか？　さらに，サイコパスが，注意欠陥多動障害（ADHD）や統合失調症など他の精神障害に合併する頻度についても考察する。

サイコパスの有病率はどのくらいなのか？

　サイコパスについての行動や情動の特性を人が初めて聞くと，自分の知人のなかにとても似通った人がいることに気づく。そして，その人について詳細に語ることができたりすることがよくある。このことは，人に驚きを与える。というのは，サイコパスと

は，ワイドショーなどで取り上げられる重大な殺人やテロを行うような人たちであって，自分とは関係のない世界に存在する人々のようにとらえられているからである。しかし，サイコパスとは，そのようなごく少数の人たちだけに当てはまる構成概念ではない。それでは一体，サイコパスはどれくらいみられ，司法の分野に関わっている人たち以外で彼らに出会う可能性はどれくらいあるのだろうか？

行為障害，そして反社会性人格障害の有病率は，かなり高い。DSM-IV によると，一般社会における男性の行為障害の有病率は6%から16%で，女性では2%から9%である。反社会性人格障害については，男性で3%，女性で1%である。犯罪者を対象として調べると，反社会性人格障害の率は特に高い（行為障害についての実証研究はまだない）。世界における62の論文のレビュー，合わせて23,000人の刑務所収容者を対象とした研究によると，反社会性人格障害の平均有病率は男性で47%，女性で23%であった[180]。合衆国では，その割合はより高いことがわかっている。刑務所収容者の50%から80%が反社会性人格障害の診断基準を満たすとも言われている[244]。

サイコパスの有病率は，行為障害や反社会性人格障害よりずっと低い。といっても，一般社会におけるサイコパスの率を調べた疫学研究はまだない。PCL-Rを用いて診断を行うのには多大な労力がいり，かつ広範囲な側副情報を必要とするからである。しかし，Paul Frick による予備的研究によって，APSD を用いて，一般社会（子供）でのサイコパス傾向の有病率が調べられた。第1章で述べたように，APSD 27点が，多くの研究においてサイコパス傾向を分類するうえでのカットオフ値として用いられてい

る[74,75]。この基準によると,有病率は1.23％から3.46％となる(Frickからの私信による)。つまり,行為障害の約4分の1である。さらに,犯罪者を対象にしてサイコパスの有病率を調べた疫学研究もある。それによると,合衆国の刑務所収容者の80％が反社会性人格障害の診断基準を満たしたが,PCL-Rによって診断すると,サイコパスの基準を満たすのは15％から25％だけであった[228]。つまり,DSM-IVでの反社会性人格障害の約4分の1である。これらの知見と,反社会性人格障害の有病率が3％であることから,サイコパスの割合が推定できる。つまり,反社会性人格障害の約25％がサイコパスなので,一般社会での男性の0.75％が有病率であると推定される。

有病率と性別

多くのサイコパス研究は,対象をほとんど男性にしているか,あるいは男性だけを対象にしている[77,285,328,449]。女性におけるサイコパスの病因,評価,診断についてはほとんど知られていない(最近のレビューについてはCaleとLilienfeld[106]参照)。Cleckleyの最も古い記載によると,サイコパスは男女ともにみられ,15人中2人が女性であった[124]。

PCL-Rを用いて,女性の刑務所収容者におけるサイコパスの率を調べた研究がひとつだけ報告されている。Salekinら[445]によるもので,103人の女性収容者にPCL-Rを施行し,29点のカットオフ値を用いたところ,15％がサイコパスであることがわかった。この数字は,男性収容者について報告されている率と比べると,若干低い[227-229]。しかし,未発表のものではあるが,あるデータによると,正確な値はもっと高いものであることが示唆されており,

実際は,男性での有病率とほぼ同じであると考えられている[227参照]。

サイコパスの冷淡で情動の欠如を示す成分(因子1)については,男女に差はないが,反社会的行動成分(因子2)に関しては,性差があるとの指摘がある。例えば,Hare[227]に引用されているStrachanらの報告によると,女性犯罪者では因子2は一貫して低いとされている。Salekinら[445]は,女性を対象に因子構造を調べた。その結果,因子1は男女ともに似た構造をしているが,行動面の障害を示す因子2はそうではないと報告している。さらに,女性の因子1のスコアは再犯と有意に相間していた(r=0.26)のに対して,因子2は相関していなかった[446]。つまり,サイコパスの情動障害については女性にもみられるが,行動障害については男女で同じ傾向を示すのかどうかははっきりしない。もちろん,このことは驚くほどのことではない。サイコパスの示す行動障害はおそらく,(情動障害という一次的影響に加えて)様々な二次的影響との複合なのだろう。こうした二次的影響としては,社会の形態から個人の体格といったことまで,様々なことが関係する。

有病率と人種

PCL-Rを用いて行われた研究のほとんどが白人の刑務所収容者を対象としている。合衆国の刑務所において,しばしば少数民族の人々の占める割合が多いように取り上げられるが,それはただ単に社会経済的に恵まれていないということを反映しているものであって,そうした状況で少数民族の人たちのサイコパス要因を考察しても意味がないのではないか,との指摘がなされている[298]。複数の人種にまたがってPCL-Rを用いることができるのかどうか,という懸念から,初期に行われた研究は白人だけを対

象にしている[297, 362, 365]。最近になってようやく，アフリカ系アメリカ人の収容者と白人収容者を分けてデータ解析するような研究も行われるようになってきた。

　PCL-Rを用いて評定したところ，白人，アフリカ系アメリカ人および先住アメリカ人の男性犯罪者は，ほぼ同様の心理特性を示した。しかし，個々人の持つ因子をみてみると，それぞれの文化や社会，あるいは精神科的問題などによって影響を受けていることがわかった。Kossonら[298]は，アフリカ系アメリカ人とその他の人種を比較することによって，サイコパス得点の信頼性と妥当性を調べることを目的として，3つの研究を行った。それによると，アフリカ系アメリカ人犯罪者の36.3%，白人犯罪者の21.6%がサイコパスの診断基準（PCL-Rで30点以上）を満たしたが，アフリカ系アメリカ人の8.9%，白人では21.6%はサイコパスではないと診断された。しかし，アフリカ系アメリカ人のサイコパス得点が際立って高いのは，それが人種的背景による本質的問題というよりは，白人が白人でない者を対象にその障害を評価していることが実は関係しているのかもしれない。PCL-Rの評点がすべて白人研究者によって行われている，という点が問題であるとの指摘をKossonらはしている。評定者と被検者の人種が違うことによって，無意識に心理的影響が加わる可能性があり，したがって，こういった交絡因子についてより慎重に調べる必要があることが指摘されている[230]。

　白人収容者での従来の2因子構造が，アフリカ系アメリカ人を対象としたサンプルでは再現されないとの報告もなされた[298]。しかし，この結果はもっと注意深く解釈する必要がある。より高度な因子分析の手法を用いた最近の研究によると，人種間の因子

構造は十分近いことが明らかになった[138]。アフリカ系アメリカ人と白人との間で、PCL-Rの評点が正しく行われているのかどうかを、Cookeら[138]は、項目反応理論（IRT）を用いて調べた。IRTは、テスト項目に対する被験者の反応を評点する前に、そこに被験者の潜在特性がどれくらい存在しているのかをあらかじめ推定する。アフリカ系アメリカ人は白人被検者と比べて、いくつかのケースではそれほど高くない潜在特性を高く評点され、別のケースでは高い潜在特性を低く評点されていることを、Cookeらは見いだした。これが意味することは、人種が違うと、結果として出てくる違いは平均化される傾向があるということである。サイコパスの行動特性に人種的背景が及ぼす影響はさほど大きくなく、評定者がどうであるか、あるいはその他の二次的影響が原因となっていることが、これらから示唆される。

有病率と年齢

犯罪率を各年齢に対してプロットすると、青年期のなかでも17歳で鋭いピークを描いて反社会的行動の激増がみられ、それから成人に達して、急速に減少することがわかる[349]（図2-1）。このような激増の原因は、一部の人々が反社会的行動を起こしやすくなるということも関係するが、大部分はそうした行動をとる人数が実際に増加することにある[177,526]。反社会的行動をとる人数は、7歳から17歳にかけて急増する[325,525]。原因として、10代半ば頃までにかけて、周りの仲間のあまりに多くが何らかの反社会的な活動に関与するので、それが当たり前のことのように思えてしまうということがありうる。ニュージーランドでの一般地域を対象にした調査によると、飲酒や身分を偽るなどの比較的軽微な犯罪も

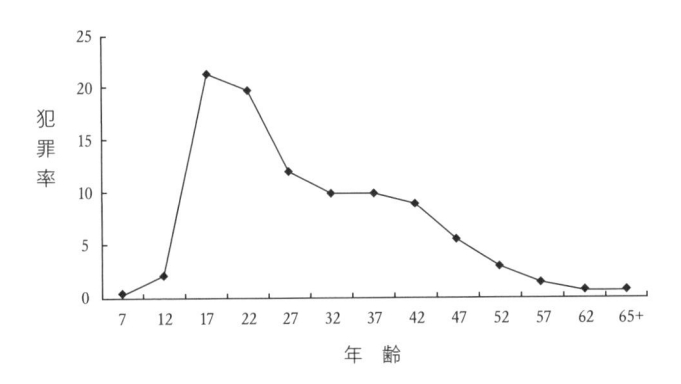

図 2-1 年齢と検挙率との関係(アメリカ合衆国の連邦捜査局および司法省のオンラインレポートより引用,2003)

含めると,何らかの非行や違法行為にまったく関与しない男性は7%しかいない[302]。しかし,17歳以降を追跡調査すると,反社会的行動に関与する数は急速に減少する。それまで犯罪を行っていた者も,20代前半には50%に減少し,28歳では85%が犯罪行為をやめる[83,178]。興味深いことに,こうした犯罪と年齢との関連は,西洋諸国全般でほとんど同じ傾向を示す[256]。反社会的行動が20歳以降急速に減少するという上記のデータと一致して,反社会性人格障害の診断も,年齢に合わせて同様な傾向を示すことがたびたび報告されている[448,486]。

年齢と反社会的行動の変化に関連があるという知見を分析した結果,われわれは,行為障害にはふたつのパターンがあると考えるようになった。つまり,小児期発症型と青年期限局型である[255,349]。こうした下位分類は DSM-IV には組み込まれていて(第1章参照),予測的因子として重要である。具体的に言うと,反社

会的行動が顕著な青年が，成人してからも持続してそのような行動をとるのかどうかということを予測する最も重要な因子は，青年期以前から重篤な問題行動があったかどうかということである[324,429]。加えて，小児期発症型の行為障害は，青年期限局型より，攻撃性が著しく高いことがわかっている[305]。

小児期発症型の行為障害には生物学的な基盤があると一般的には考えられている。しかし，それが単一のものかそうでないかについては意見が分かれている。Moffitt[349]は，小児期発症型の行為障害は単一のものであると示唆したが，われわれの考えでは，サイコパスであるかどうかということも含めていくつかの種類に分類される[62,464]。小児期発症型の行為障害については第7章で論じるつもりである。そして青年期限局型については第3章で考察する。

サイコパスの経過を，年齢の観点から調べたこれまでの研究は，事実上，横断的なものだけである。それによると，因子1のスコアは年齢によらず不変であったが，因子2のスコアは年齢とともに減少した。初期の研究でHarpurとHareは，16歳から69歳の889人の男性収容者を対象に，PCLのスコアと年齢との関連を調べた[240]。因子1の平均得点と分散を5歳おきに比較検討したところ，類似していることがわかった。対照的に，因子2の平均得点は有意に減少し，一方で分散は増加した。また，因子2のスコアと，反社会性人格障害の有病率の減少の仕方は非常に似通っていた。

この研究は，縦断的ではなくて横断的なデザインなので，実は年齢が影響を与えているというよりも，世代の違いによる差を反映しているだけかもしれない。しかし，もし仮にそうだとして

も，因子1は因子2に比べて，世代の違いの影響に対して不変であるということは間違いない。さらに，横断的・縦断的の両方のデータを含む研究によって，どちらにおいても結果は変わらないことが示された[235]。

有病率と社会経済的地位（SES）

SESが低いと反社会的行動の危険性が高まることを示す研究はかなりある。しかし，サイコパスとSESとの関連ということになると，あまり報告がない[194,230]。さらに，そこで指摘されている関連は，サイコパスの情動障害成分（因子1）ではなく，反社会的行動成分（因子2）である。それによると，父親の職業上の階級や家族背景を社会的指標として調べると，因子2とは相関があったが，因子1とはなかった[230]。さらに，同じサンプルを対象にして，失業者から専門職に就いている者までを7つの階級に分類（HollingsheadとRedlich[265]による）して調べると，因子1，因子2，総得点いずれにおいても有意な相関はみられなかった[230]。

有病率とIQ

サイコパスにまつわる都市伝説のひとつに，サイコパスは平均以上の知能を有しているというものがある。確かに，彼らの思い上がり，尊大な態度，表面的な魅力といった特徴からは，そのように思えるかもしれない。しかし，実証的証拠はこのようなステレオタイプを支持していない。事実，Hareらは，ウェクスラー成人知能検査を用いて，IQとPCL-Rの総スコアおよび情動障害（因子1）のスコアとの間には相関がないことを明らかにした[227]。そしてむしろ，IQは反社会的行動（因子2）の得点と負の相関を示

した[227]。つまり，IQが低いほど反社会的行動が顕著であった。同様の知見が，サイコパス傾向のある子供を対象にしても得られた[194]。Hareはまた，20以上の心理検査バッテリーを用いて，種々の認知機能とPCL-Rの因子1および総スコアとの間には相関はないが，因子2と"結晶性知能"との間に有意な負の相関（r=−0.46）があることを明らかにした。結晶性知能とは，知識を過去にどれくらい蓄積しているかということを表している。それは，高度に個人における学習経験（学業や文化的活動にどれくらい触れたか）に影響を受ける。Hareは，さらに包括的にレビューし，教育状況と因子2との間にはわずかではあるが負の相関があり，一方，因子1との間には相関がないことを示した[230]。結局，サイコパスが他と比較してIQが高いという証拠はまったくない。むしろ，反社会的行動は，知能や教育状況の悪さと関連している。

合併症について

サイコパスの合併症についてはあまり研究がなされていない。すなわち，サイコパスにその他の疾患が合併する率が通常より高いのかどうかということについては，あまりわかっていない。研究が進まない理由のひとつは，合併症研究自体が困難さをはらんでいるからである。そのなかで最も重要な問題は，選択によってかかるバイアスである。例えば，あるどこかの司法精神科病棟に入所している患者の診断について調べるといった方法では，一般的な合併症の傾向はうまくとらえられず，施設固有の特徴によって偏りが生じる可能性がある[271]。しかし，それでもサイコパスに合併していると考えられる疾患として，統合失調症，不安障害お

よび気分障害,物質乱用障害,ADHD がある。これら疾患について,以下に順に考察していく。

統合失調症

統合失調症は暴力のリスク要因である[518]と指摘されている一方で,特にサイコパスあるいは ADHD でさえ,その合併についてはほとんど実証されていない。しかし,これは驚くほどのことではない。統合失調症は前頭前皮質のなかでも背外側前頭前皮質の全般的な障害に関連している。一方で,サイコパスは背外側前頭前皮質の障害には関係がないという報告が一貫してなされている[74, 226, 308, 347]。

不安障害および気分障害

不安および気分障害の多く[全般性不安障害,心的外傷後ストレス障害(PTSD),大うつ病性障害など]は,どれも攻撃性のリスクの増大と関連している[142, 397, 430, 444, 463, 529]。例えば,反社会性人格障害には不安障害がよくみられる(61%)と,最近の研究で指摘されている[491]。さらに,約6,000人の患者を対象としたより新しい研究によると,反社会性人格障害を有する者3.3%のうち,半数以上(54.33%)が生涯を通じて不安障害を合併していたとされる[205]。同様に,行為障害の既往はあるが反社会性人格障害の診断基準は満たさない者(9.4%)のうち,42.31%が生涯を通じて不安障害を合併していた。社会恐怖と PTSD は,人口統計的差異およびその他の精神科疾患合併症を補正したのちも,有意に反社会性人格障害の診断率を増加させた。しかし,不安障害の合併を補正した後では,大うつ病性障害と反社会性人格障害との間に有意な

相関はなかった[205]。

　反社会性人格障害と違って，サイコパスでは著明に不安レベルが減少しているとこれまで考えられてきた[125, 175, 217, 223, 332, 380, 494]（第4，8章も参照）。この知見に反するものとして，サイコパスの情動障害の因子1と反社会的行動の因子2の数値と，不安の程度には関連がないというデータも存在する[451]。しかし，この研究では，情動障害が反社会的行動に与えている影響が除外されていなかった。反社会的集団においては，不安と攻撃の間に正の相関があることを考えると，これは適切ではなかった[397, 430, 444, 529]。事実，サイコパスで因子1と因子2のレベルを独立させて解析した研究では，不安の程度は因子1と逆相関し，因子2とは正の相関を示した[195, 380, 505]。まとめると，不安の増加は，反社会的行動の増加およびサイコパスの情動障害因子の減少と関連している。うつ病と不安の程度の合併を考察した研究はずっと少ない。だが，やはり，うつ病とサイコパス因子は逆相関する[329]。

物質乱用障害

　サイコパスをPCL-Rで評価して物質乱用との関連を調べた研究がふたつある。360人の男性収容者に対して，DSM-IVによってアルコールや違法薬物に関する障害の診断を一度でも満たしたことがあるかどうかということとサイコパスの合併について，SmithとNewmanは調査した[469]。それにより，アルコール依存，その他の薬物依存，多剤薬物依存は，サイコパスに有意に合併しやすいことが明らかになった。物質乱用障害は因子2のスコアと相関しているが，因子1とは相関していなかった。この結果は，Hemphillら[250]が自ら行った研究と，その他を含めたメタ解析に

よっても支持された。Hemphill らは，DSM-IV での薬物乱用，過去に使用した薬物の種類の数，薬物関連犯罪，初めて飲酒をした年齢といった要素の間に相関があることを明らかにした。物質乱用は，サイコパスの情動障害（因子1）よりも，反社会的な生活様式に密に関連しているとの結論を彼らは出した。

注意欠陥多動障害（ADHD）

ADHD は「相当の発達水準では通常みられない頻繁かつ重篤な不注意ないし多動・衝動性」と定義される[11]。頻度についての報告は，1%から20%まで様々である[169]。行為障害と ADHD が合併するとの報告は数多くなされている[49, 254, 488]。さらに近年の報告では，サイコパス傾向とADHDの合併にも注目が集まるようになり，サイコパスにも高率に合併することが示唆されている[20, 34, 134, 333]。われわれの研究でも，サイコパス傾向のある子供の 75% 以上がADHDを満たすことが示された[134]。第9章において，再度 ADHDとサイコパスの合併について検討する。

結　　論

この章では，サイコパスの疫学について論じた。サイコパスは行為障害や反社会性人格障害に比べるとかなり率が低いということを述べた。（6歳から16歳における行為障害の発病率が6%から16%であるのとは対照的に）サイコパス傾向を示す者は 1.23%から 3.46%であり，（反社会性人格障害の発病率は3%で，その約25%がサイコパスの診断基準を満たすとすると），成人男性におけるサイコパスの発病率は 0.75% と推定される。女性に関して

は，データがまだ乏しい。しかし，(女性の反社会性人格障害の発病率は1％で，その25％がサイコパスの診断基準を満たすとすると)，成人女性におけるサイコパスの発病率は0.25％と推定される。

この章で，年齢，SES，IQはすべて反社会的行動と逆相関していることを示した。年齢を重ねるほど（20歳以降で），SESが高くなるほど，IQが上がるほど，反社会的行動は減少する。さらに，以上の変数はすべて，サイコパスの反社会的行動（因子2）と逆相関することも指摘した。一方で，これらが，情動障害（因子1）とは相関しないという結果は興味深い。

この章の最後において，サイコパスに合併する障害について考察した。統合失調症，全般性不安障害，PTSD，大うつ病性障害，物質乱用障害，ADHDといった多くの疾患が反社会的行動のリスクの増大と関連し，物質乱用とADHDについてはさらにサイコパスのリスクの増大と相関していることを指摘した。また，サイコパスでは，不安レベルが減少している。サイコパスと不安やうつのレベルとの関連については第4章と第8章で，ADHDについては第9章で再考する。

第3章

サイコパスの根本的原因は何か？

　第1章と第2章では，サイコパスの現象学的な面について考察をした。具体的には，サイコパスの定義，疫学的知見をみてきた。この章では，サイコパスの原因が何なのかということについて考えていく。サイコパスについては，様々なレベルにおいて様々な原因が言われているが，どれかただひとつのレベルによる説明だけではうまくはいかない[358]。例えば，サイコパスは扁桃体の機能不全，あるいは前頭葉の障害が原因である，というような説明は，まったく役に立たない。これだけでは，その機能不全によって結果的にもたらされる能力の障害について何も説明できないし，様々な行動上の障害が生じる理由についても適切な理解へと結びつかない。

　本書では，ある特定の情動学習ができなくなっていることが，サイコパスの原因であることを論じていく（第5，8章参照）。とは言っても，そうした認知レベルでの障害の背景には，神経および神経伝達物質システムの機能不全が存在している。つまり，認

知的障害の原因は，別のレベルの機能不全であり，それというのは生物学的障害である。当然，認知的および生物学的レベルの両方を考慮することで，より正しい情報が得られるだろう。しかし，それでもなおサイコパスを完全には説明できてはいない。つまり，認知的，生物学的説明を組み合わせたとしても，新たな疑問がわき起こる。神経および神経伝達物質システムの機能不全はなぜ起こるのか？　これには，いつでも，ふたつの解答の可能性がある。すなわち，生物学的因子の根本（つまり遺伝的要因）または環境的要因である。

　この章では，サイコパスのこのふたつの基本的な要因に関するデータを考察していく。しかし，それに加えて，反社会的行動のもう一方の形態，つまり反応的攻撃のリスクの増大として表れる病理についても，ふたつの要因に関するデータをみていく。第1章では，反社会的な人々は，少なくともふたつの集団に分離されることを述べた。道具的かつ反応的攻撃を示す人々と，反応的攻撃だけを示す人々である。サイコパスは，両方の攻撃に関連する病理を抱える顕著な例である。反応的攻撃だけに関して言えば，多くの状態像がその発現の可能性を高める。例えば，被虐待経験[179, 519]，心的外傷後ストレス障害[114, 463, 477]，うつと不安[397, 430, 444, 510, 529]，眼窩前頭前皮質の損傷[13, 211, 384]，間欠性爆発性障害／衝動・攻撃性障害[126]，小児期双極性障害[341]などである。ここでは，サイコパス，そして反応的攻撃を示す様々な症候群に関する遺伝的要因について考察していく。そして，こうしたふたつの病理を引き起こす社会的要因についてもみていくことにする。

第3章　サイコパスの根本的原因は何か？　39

サイコパスの遺伝的基盤は何か？

　サイコパスに，遺伝的素因があることを示唆する所見が徐々に増えている。早期に行われた，双生児，養子，家族研究から，反社会的行動に遺伝が関与していることが示されている[423]。しかし，こうした研究は解釈が難しい。たいていの反社会的行動は目的志向的である。例えば，財布を狙って被害者を襲い，中身を手に入れようと鞄を盗み，金を奪うために手の込んだ詐欺を行う。こうした特定の「行動」に，遺伝的要因が直接に関与しているということは考えづらい。それは，人が部屋を安全に通り抜けるために灯りをつける，ということに遺伝的に直接的な寄与があるのかどうかを論じるのと同じようなことである。灯りをつけるという行動は学習され，同様に，特定の状況下で財布を狙って人を襲うということも学習されるのである。しかし，実際に遺伝的要素が影響を与えて「いそう」なのは，社会に容認されている行為（仕事を終えてATMでお金をおろすなど）ではなくて，反社会的な方策（他人を襲って手に入れるなど）を，いかに学習するのか，ということである。サイコパスには情動障害があり，目的達成のために反社会的なやり方を学習する傾向がある，ということに関しては多くの人が指摘している[58, 175, 332, 494]。このことについては，第8章を参照されたい。こうしたことから，行動の「背景にある」情動障害には遺伝の関与が考えられ，そしてまさにこの情動障害こそが，遺伝的要素と反社会的行動を結びつけるものである，ということが示唆される。最近の研究により，実際，反社会的行動を助長する情動障害には，遺伝的影響があることがわかっ

てきた。

Blonigenら[82]は，自己記入式のPsychopathic Personality Inventory（PPI）を用いて，353組の男性双生児を対象にデータ収集を行った。PPIには163の項目があり，8つの下位尺度からなるサイコパスの指標がある。下位尺度としては，「マキャベリ的利己主義」「社会的権力欲求」「恐怖心の欠如」「冷酷さ」「衝動的な社会的逸脱」「責任転嫁」「無責任で計画のない行動」「ストレス脆弱性」がある。下位尺度の多くには中程度の遺伝性（h^2=0.29-0.56）があり，環境的要因も決して無視できない程度関与していた[82]。さらに，Twins Early Development Study（TEDS）で，約3,500組の双生児を調査した比較的大規模な研究では，サイコパス傾向である冷淡さ・情動の欠如の成分は，7歳児にすでにみられた[507]。この研究によると，h^2=0.67で有意に集団遺伝性がみられる一方で，冷淡さ・情動の欠如の成分の環境的影響の関与については明らかにならなかった。つまり，従属変数である冷淡さ・情動の欠如の成分の3分の2が，遺伝的要因によって説明される。

まとめ

サイコパスの示す情動障害には遺伝的影響があり，それが重篤な病態に発展するリスクを高めていることについては，強い論拠がある。

反応的攻撃の遺伝的背景

反応的攻撃の表出には，ある特定の神経回路が関与していて，その回路は，その他の哺乳類と同様のものである[219, 378]（図3-1

第3章　サイコパスの根本的原因は何か？　41

```
┌─────────┐     ┌─────┐      ╭──────╮
│ 遂行的   │────▶│基　本│◀────│脅威刺激│
│調節システム│◀────│     │     ╰──────╯
└─────────┘     └──┬──┘
     │              │
     │              ▼
     │           ┌─────┐
     └──────────▶│脅　威│
                 └──┬──┘
                    │
                    ▼
                 ┌─────┐
                 │回路網│
                 └──┬──┘
                    │
                    ▼
                **反応的攻撃**
```

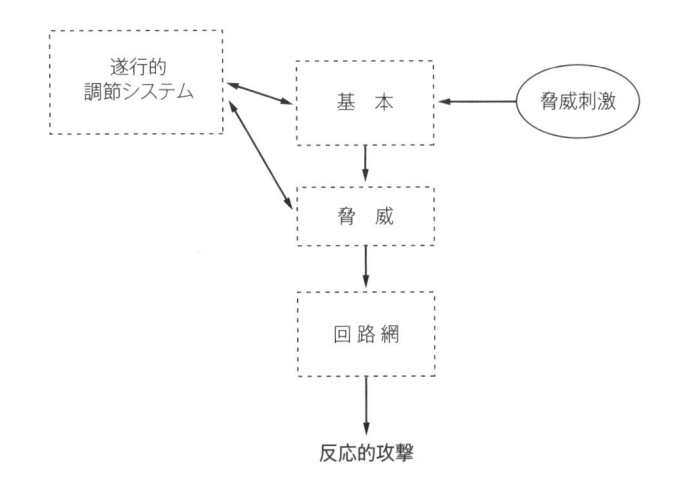

図3-1　反応的攻撃を調節する構造の概念図

参照)。この回路については，第7章で詳細に論じる。さしあたって，これを基本脅威回路として考えよう。相手が遠く，脅威刺激が弱い場合には，身動きができなくなる。相手が近くて，刺激が強くなると，この回路によって逃避行動が起こる。脅威刺激が接近していて逃げることができないほど刺激が強いとき，反応的攻撃が生じる。基本脅威回路は，遂行的調節システムによってコントロールされている。このシステムについては，第7章でより詳細に論じる。こうした調節システムは，基本脅威回路の刺激レベルの基準を，高めたり抑制したりすることができると考えられている。刺激レベルの基準が高められると，反応的攻撃の危険性が増大する。つまり，反応的攻撃は，基本脅威回路をそれほど強く活性化させなくても引き起こされる。刺激レベルの基準が抑制さ

れると，反応的攻撃の危険性が低下する。つまり，反応的攻撃を引き起こすためには，基本脅威回路をより強く活性化する必要がある。

　遺伝的要因は，主にふたつの方法で，反応的攻撃を媒介・調整する回路の機能に影響を与える。第一に，基本脅威回路での標準刺激レベルに影響を与えることによる。第二に，遂行的調節システムの影響力を変化させることによる。これらについて順に考察する。

基本脅威回路での標準刺激レベルへの遺伝的影響

　内生要因が，基本脅威回路の反応性を高めたり低めたりする可能性がある。すでに述べたように，うつや不安を抱える子供や成人は，反応的攻撃のリスクが増大している。ここで強調しておくべきことは，最近の研究によると，うつ・不安と攻撃性との関連は，反応的攻撃には当てはまるが，道具的攻撃には当てはまらない[510]。うつ・不安についての最近の知見では，基本脅威回路のなかでも特に海馬の過活動が重要な役割を果たしていることが示されている[164, 279]。そして，この過活動に遺伝的背景が存在するということは理にかなっていると考えられる[253, 273]。どの遺伝子が原因で，それがどのように基本脅威回路での標準刺激レベルに影響を与えているのかということを，ここで細かく議論するつもりはない。しかし，うつや不安を引き起こす内生要因は，人が特に危険で犯罪を生みやすいような環境におかれたとき，反応的攻撃を示す可能性を高めることは確かなようである[406]。

遂行的調節システムへの遺伝的影響

 遂行的調節システムが破たんすることによって引き起こされ，精神医学的に問題となる状態が，ふたつはある。間欠性爆発性障害／衝動・攻撃性障害[126]，および小児期の双極性障害[341]である。これら障害のある患者は，易怒性があり，反応的攻撃のリスクが高い。こうした患者に関するデータについては第7章で詳しく論じる。これら障害の原因に遺伝が関与していることは確かである。つまり，遂行的調節システムに遺伝が影響を与えている可能性がある。そして，その機序として，遺伝がセロトニン系へ影響を与えていることが考えられる。セロトニンは，攻撃性（特に反応的攻撃）や衝動性の調節に関与していることが，これまでにも指摘されてきた[94, 314, 485]。一般的に，セロトニン受容体を実験的に操作して活動を亢進させると攻撃性は減少し，活動を低下させると攻撃性は増加することが知られている[44, 459]。

◈まとめ

 遂行的調節システムおよび基本脅威回路における標準刺激レベルに対して，遺伝的背景の存在が示唆される。

攻撃性に対する社会的影響

 以降では，攻撃性の出現に対する社会的影響について考察する。まず，サイコパス（すなわち，高度な反応的および道具的攻撃の両方を示す人たち）あるいは高度な反応的攻撃のみを示す人たちの病態に，どのように社会的影響が関係しているかを確認する。次に，病態の原因に直接関連するわけではないが，その表現

パターンに影響を与える社会的要因について考察する。

攻撃性の社会的基盤

ここでは，サイコパスまたは高度な反応的攻撃の原因となる病理に，社会的な基盤があるのかどうかについて考える。社会的な要因としてふたつのことがまず考えられる。妊娠中に受ける外的要因と環境からのストレスである。

《妊娠中に受ける環境的外傷》

低酸素（酸素欠乏）や鉗子分娩，妊娠中毒症（高血圧から低酸素を来す）などの出産時合併症は，脳損傷を起こしうる環境要因となる。出産時合併症を伴って生まれた乳児は，将来，行為障害や非行につながりやすく，特に社会心理的な要因が重なったとき成人してから暴力を犯しやすいことが，これまでの研究から明らかになっている[408]。Raineら[412]は，デンマークのコペンハーゲンで，4,269人の男児を対象に，出産時合併症と1歳時における育児放棄の有無について調査し，前向き研究を行った。18歳時の暴力犯罪の予測因子として，出産時合併症と育児放棄の間には有意に交互作用があった。出産時合併症と育児放棄の両方があったのは全体の4％であったが，これはサンプルすべてのなかで起こった暴力犯罪の18％を占めた[412]。似たような結果が他の研究でも示されている。フィラデルフィア周産期研究共同プロジェクトにより，867人の男児・女児を対象にした前向き研究から，出産前・周産期の障害や家庭環境に問題があると，成人して犯罪者になりやすいことが明らかになった[398]。さらに，大規模なスウェーデンにおける調査においても，成人期の暴力の予測の観点から，妊娠

合併症の既往と不適切な養育との間の交互作用がみられた[259]。もちろん，妊娠合併症と反社会的行動のリスクとの間には，何ら関連はないという報告が存在することも指摘しておく必要がある[309]。さらに，妊娠合併症の既往は反社会的行動に影響を与えるが，心理社会的な要因との間に交互作用はないとするデータもある[260]。

Minor Physical Anomalies（MPAs）は，変形耳介，溝状舌などの特徴を示す比較的軽度の身体奇形である。MPAsは妊娠時の障害と関係があり，妊娠3か月末までの胎児の神経発達異常の表現形と考えられている。MPAsには遺伝的素因もあるが，低酸素，出血，感染など環境的要因が胎児に影響することによって生じるとされている[220]。

MPAsは，その他の産科的合併症と同じように，行為障害，非行，暴力に関連づけられてきたが，それに心理社会的なリスクが加わるとより顕著となることがわかっている[408]。専門医が12歳の少年129名を対象に調べたところ，MPAsは9年後の21歳になった時点で，暴力的犯罪と有意に関連していることがわかった[346]。さらに興味深いことに，不安定で機能不全の家庭で育った群と安定した家庭で育った群を比較すると，前者でのみMPAsと暴力との間に関係がみられた[91]。また，MPAsの7歳児を追跡したところ，そこに環境的リスクが重なると，17歳で行為障害を発症しやすくなることが明らかになった[396]。

残念なことに，出産時合併症やMPAsが，サイコパスや高度な反応的攻撃性の危険因子となっているかどうかについては，これまでに研究されていない。さらに，出産時合併症やMPAsのような妊娠中の問題と心理社会的要因とが交互作用する理由について

も，ほとんど考察がなされてこなかった。「生物学的リスク要因の"引き金を引く"のは，社会心理的な問題の存在である」ことは，すでに指摘されている[408, p.426]。しかし，社会心理的要因が具体的にどのようにして生物学的リスク要因の引き金を引くのかがはっきりしていない。社会心理的要因が加わることで，反社会的行動へと必ず結びつくような生物学的リスク要因が存在するのだろうか。そうとは思えない。例えば，道具的および反応的攻撃という二分法に基づいて考えてみよう。道具的攻撃は目的志向性の行動である。特定の生物学的リスクが，特定のタイプの道具的なふるまい，すなわち高度な道具的攻撃に必然的につながるという理屈は想像しがたい。反応的攻撃についても同様の議論が成り立つ。反応的攻撃は，脅威やストレスに対する反応性のものである。環境からの入力がなければ反応的攻撃は生じない。だからといって，環境からの入力があれば，神経システムが誘起されることによって，必ず反応的攻撃が現れるというわけではない。むしろ環境からの（想像上の脅威といったような）ある種の刺激がなければ，反応的攻撃は示されないだろう。

まとめ

出産時合併症やMPAsといった妊娠中の問題は，反社会的行動，とりわけ暴力行為の危険因子であり，さらにその他の社会心理的要因が加わると，特にリスクが高まる[346, 409]。残念なことだが，調べた限り，出産時合併症やMPAsが道具的攻撃や反応的攻撃，ないし両方のリスクを高めることに関係しているかどうかを評価した研究はまったくなされていない。道具的攻撃のリスクを高めるとするならば，出産時合併症やMPAsは，情動学習を担う

システムの障害と関連していることになるだろう。反応的攻撃のリスクを高めるとするならば、基本脅威回路の調節を担うシステムの障害と関連していることになるだろう。われわれの考えでは、基本脅威回路の調整を担うシステムの障害（つまり反応的攻撃のリスクの増大）に、出産時合併症やMPAsが関連していると思われる。事実、動物を対象にしたもので、周産期障害により情動反応の調整に関係するシステムの機能低下が生じることを示す研究がある[86]。近年の知見によると、サイコパスにみられるような道具的攻撃のリスク増大に出産時合併症が関連しているということは考えにくい。

《環境ストレスの影響》

　環境ストレスが脳の発達に影響を与えるということについては、はっきりしている。この影響の仕方には3通りある。第一に、環境ストレスは、実質的に脳に障害を与えうる。事実、虐待のような環境ストレスは、海馬の機能低下を引き起こすことが示唆されている[90]。第二に、生体の基本脅威回路を媒介する神経システムの活動のベースラインに、環境ストレスが作用しうる。第三に、脅威に対するホルモンの反応に対して、環境ストレスが影響を与えうる。

　虐待のような環境ストレスが、海馬の機能低下をもたらすという指摘はこれまですでになされてきた[90]。この海馬の機能低下は、以下のような原因で起こると考えられている。すなわち、扁桃体がストレス・脅威に反応することで視床下部にシグナルを送り、次に視床下部が下垂体に作用し、その結果、副腎皮質刺激ホルモン（ACTH）が放出される。ACTHは血流にのって副腎にい

たり，ステロイドホルモンであるコルチゾールが分泌される。コルチゾールは海馬の受容体に結合する。これは，通常は副腎のステロイドホルモン放出の制御システムの一部として機能している[272]。つまり，ホルモンが受容体に結合すると，シグナルが視床下部，下垂体，副腎と伝達され，ホルモン放出を抑制する（第7章も参照）。しかし，ストレス下にあまりに長いこと置かれると，海馬の機能が衰え，ストレスホルモン放出を制御することができなくなっていく[342,343]。このように，海馬の神経システムは環境ストレスによって障害されうることが，先行研究から示唆される。

サイコパスを海馬損傷の結果であるとみなすならば，サイコパスは社会的原因によって説明されるのではないかと考えるのも，もっともなことだろう。しかし，サイコパスと海馬損傷との関連に関する主張[207,361]は，海馬機能についての比較的古い考えを基にしている[215]。近年の研究によると，海馬は記憶や空間処理に関与していることが指摘されている[99,376]。しかし，記憶や空間処理の障害が，なぜサイコパスを引き起こすのかについては明らかになっていない。その一方で，扁桃体や眼窩前頭前皮質のようなサイコパスにより関係していると思われる神経回路（第8章参照）が，環境ストレスによって障害されるという結果はいまだ得られていない。事実，最近のデータによれば，海馬のCA3ニューロンの樹状突起の委縮や脱分枝を引き起こすのと同様のストレス（慢性的かつ固定的なストレス）を与えた場合，むしろ扁桃体の外側基底核で樹状突起の分枝を促進することが示されている[517]。つまり，ストレスは扁桃体を損傷するというよりむしろ増強させる（第7章も参照）。このことから，扁桃体が図3-1（第7章も参照）に示した基本脅威回路の一部であることを考えると，ストレスは

反応的攻撃の危険性を選択的に増大させるが，サイコパスにみられる道具的攻撃にはつながらないことが示唆される。

ストレスが扁桃体外側基底核で樹状突起を分枝させるというデータの他に，図3-1で示した基本脅威回路のニューロン反応性を増大させることを示す所見も存在する。つまり，生体への脅威が加わった場合，そのストレスによって神経回路の基礎活動が影響を受け，生体の反応が変化するのかもしれない。動物を用いた研究によれば，基本脅威回路に含まれない上丘に電気を反復刺激すると，基本脅威回路の反応性を長期増強（少なくとも3か月）することがわかった[288]。さらに，環境ストレスがホルモンの反応レベルを変化させるというエビデンスも多数存在する[89, 116, 249, 318, 322, 399, 476]。これもまた，基本脅威回路の反応性に影響を与えるであろう（詳細は第7章を参照）。

まとめ

環境ストレスは海馬の委縮を引き起こす。しかし，海馬の機能低下は，道具的ないし反応的攻撃には関連していない。環境ストレスは扁桃体の外側基底核での樹状突起の分枝に関連し，基本脅威回路の反応性を増大させ，脅威に対するホルモン反応性を増加させる。これら3つすべてが基本脅威回路の反応性の増大に結びつく。そしてまた，これら3つすべてが反応的攻撃を増大させる（第7章参照）。しかし，これらは情動回路の反応性を増大させるが，サイコパスの危険性は増大させない（むしろ情動反応の減少と関連している）。

攻撃性に与える社会的影響

ここまで,社会的要因によって,サイコパスや反応的攻撃の危険性が増大するかどうかについて考察した。そして,出産時合併症や環境ストレスによって反応的攻撃が増大することを示した。つまり,出産時合併症は遂行的調節システムに影響を与えることによって,また環境ストレスは基本脅威回路の反応性を増大させることによって,反応的攻撃が高まる。サイコパスについては,環境ストレスに影響を受けることを示唆するデータは存在せず,社会的要因によっては説明できないとの結論を出した。しかし,このことは社会的要因がサイコパスの行動面の表出を調節しない(あるいは反応的攻撃の現れ方に影響を与えない)と述べているのではない。本節では,サイコパスや反応的攻撃の表出に影響を与える社会的要因について考察する。

《社会経済的地位(SES),そして選択の制限,動機づけ》

第1章で論じたが,サイコパスでは道具的で目的志向性の反社会的行動が著明である。本書を通じて以下のようなことを主張するつもりである。つまり,サイコパスは情動が欠如しているために,目的志向性の行動が反社会的であるとわかっていてもそれを回避することができず,社会的不適応を引き起こしている(第4,5,8章を参照)。しかし,今述べたモデルは,サイコパスにみられる情動欠如自体が,攻撃行動の動機となっていることを意味しているのではない。

サイコパスが示す反社会的行動の多くは,道具的攻撃である。つまり,他人から金銭を得たり,巧みに性的関係を持つことを望み,尊敬されることを目的とする[141, 521]。このような目的達成のた

第3章 サイコパスの根本的原因は何か？　51

めには様々なやり方がある。SES（より明確には知性）が高いと，低い場合よりも，目的達成のための手段の選択肢が増える。サイコパスの反社会的行動のある要素が SES および IQ と負の相関があることについて，次のように考えることができるだろう。すなわち，SES/IQ が低いと，選択肢が狭まり，反社会的行動だけが有用な手段にみえてしまう。健常者で SES/IQ が低くても，その人たちは反社会的行動を回避し，社会適応がなされる（第8章参照）。一方，サイコパスは反社会的行動をとりうる場面に遭遇したとき，それを回避することができず，反社会的な選択肢を進んでとってしまう。また，SES によって，ある特定の行動の相対的な報酬の価値が変動することが，道具的攻撃の表出に影響を与えている可能性がある。もし，10万ドル持っているとすれば，路上で人から50ドル奪ってもその主観的価値は低いだろう。一方で，50セントしか持っていなければ，50ドルの主観的な価値は非常に高いものになるだろう（主観的価値についての議論は，Tversky と Kahneman[501] を参照）。

　社会的要因が行動の選択や動機づけに与える影響に関して言えば，攻撃的な子供たちは，攻撃的行動を選択すること自体適切なことだととらえ，攻撃性を示さない子供たちに比べて，そうした行動を肯定的に評価する傾向があることを示す多くの研究がある[144,158,161]。したがって，攻撃的な子供たちは，周りから挑発されたり社会から受け入れられなかったときに，攻撃的行動を最善で最適な反応だとみなして選択しがちになる[198]。さらに，そうした子供たちは，攻撃を表出するにあたって，獲得する結果をより高く見積もり[243]，人との間に起こる摩擦や[403]，社会から受ける制裁[387]については低く見積もる。重要なことは，こうした傾向は反

応的攻撃よりも道具的攻撃の表出において著明であるということである[144, 158, 161]。

ここまで，SESと反応的攻撃のリスクとの関連については考察してこなかった。だが，反応的攻撃を示す様々な症候群についても，その表出を調整する役割をSESは担っていると思われる。しかし，反応的攻撃と道具的攻撃それぞれにおける役割は違っている。SESが低いと，そもそも危険な状態に置かれたり，暴露されやすくなったりする。そして，環境ストレスを受ける可能性が高まると，反応的攻撃も増大するのである。

まとめ

SESは，行動の選択肢や相対的な報酬の価値を変えることによって，反社会的行動を引き起こす可能性に影響を与えていると考えられる。SESはサイコパスの直接の原因ではなく，行動の表出に間接的に関与するということを十分理解しておく必要がある。つまり，著明な情動および行動障害を示すサイコパスと同程度の情動障害を抱えている人であっても，SESが高いことによって，サイコパスの兆候をあまり示さない一群がいると，われわれは考えている。

《愛着》

愛着理論では，幼児が生まれて初めて接触して，自分の面倒をみてくれる人と，いかに親密な結びつきを経験するかどうか，という関係性を非常に強調する[85]。Bowlbyの理論の土台には，幼少期に子供が健全で安定した愛着を発達させることができなければ，成人したときに他者と親密な関係が築けないという考え方が

ある。この理論的枠組みによると、他者と適切に関係を結ぶことができないのは、共感性に欠けるからであり、そしてそれが反社会的行動につながるとする。犯罪者を対象にした最近の研究によると、彼らの愛着の発達が非常に高レベルで阻害されていることが明らかになっている[447]。さらに、こうした特異な愛着のスタイルが、行為障害や、より一般的に攻撃性に関連しているという研究報告がなされてきている[152, 334, 335]。愛着理論によると、愛着が乏しいがゆえに、道徳形成の過程が妨げられ、サイコパスへと発展することが示唆されている。つまり、幼少期の親との間の相互関係性が、他者に対する関心や関係の出発点であると考えられているのである。

われわれは、愛着についてのこうした主張を全面的に支持することはできない。愛着理論の問題のひとつは、サイコパスだけではなく、境界性人格障害[186]や、自閉症[258]を含むありとあらゆる障害に、愛着の阻害を関連づけていることである。サイコパスには、確かに愛着に問題があると考えられる。事実、サイコパスについてのHareの記載のなかに[227]、彼らが、重要な他者に対して愛着が欠如していることが言及されている。しかし、愛着の問題が、サイコパスの原因なのだろうか？ その可能性がどれくらいあるのかを調べることは難しい。親との幼少期における相互関係が、他者に対する共感性の発達に必須のものであるという主張[447]はもっともらしいが、いくつかのデータにうまく適合しない。第一に、人は他者の恐怖や悲しみの表情をみることで、嫌悪反応が自然にわき起こることが、これまでに強く示唆されている[516]。第二に、これはより決定的なことだが、例えば自閉症のように愛着に問題があることがわかっている人々でも、他者が表す苦悩に対

して嫌悪反応を示す[60]。つまり，他者の苦悩に対する嫌悪反応に愛着は必ずしも必要ではない。したがって，少なくとも共感反応のなかの一部については，愛着がどうであるかに関係なく生じることが明らかである。

われわれは，サイコパスでは，情動の機能不全の結果として愛着の問題が表れてくると考える。愛着とは，他者との情動的なつながりによって形成されてくるものである。サイコパスでは，情動学習が障害されている。したがって，この情動学習の障害が（第8章参照），愛着の発達を妨げると考える。

反応的攻撃に関連する種々の疾患群では，愛着のスタイルは調節的な意味としての役割を果たしているようである。愛着が保障された環境の中にいることが，基本脅威回路の反応性を抑制し，反応的攻撃の可能性を減弱させ，それが強化刺激として大きく機能すると考えられる。一方，不安定な愛着のもとでは，養育者自体が脅威・不満の刺激要因となり，その結果，反応的攻撃の可能性が増加する。

まとめ

愛着の問題はサイコパスに関連しているだろうが，これは因果的なものではないだろう。むしろ，サイコパスの情動障害を生み出す病理そのものが，愛着の形成を妨げるようである。一方，反応的攻撃に関しては，特に子供の場合，愛着は反応的攻撃を引き起こすかどうかの調節に関わっている。

《家族特性と養育》
親の反社会的傾向，一貫性のないしつけ，体罰，低学歴，崩壊

した家庭環境，幼少期の親との別離，などはすべて，サイコパスのスコアの高さと相関している[187, 339]。例えば，MarshallとCookeは，サイコパス犯罪者とサイコパスではない犯罪者を対象に，以下のふたつの主要なカテゴリーについて幼少期の体験を調査した。(1) 育児嫌いやネグレクトなどを含めた家族内要因，(2) 学校や施設における経験などの社会的影響[339]。その結果，PCL-Rのふたつの因子において乖離がみられた。多重回帰分析によって，因子1のスコアの有効な予測変数となるのは家族内要因だけであったが，因子2については家族内要因と社会的影響の両方が予測因子となった。このことから，サイコパスについてふたつの論題が再浮上してくる。(1) 少なくともPCL-Rで評価した場合，この疾患の徴候を完全に示すということは，情動の機能的障害を呈しているというだけではなく，劣悪な環境で育ってきたという傾向が存在する，(2) 因子1と因子2の得点は，それぞれ異なった環境的影響を受けているようだ。この研究からはまた，家族の影響とPCL-Rの得点との間には，負の相関があるという興味深い発見があった。PCL-Rの得点が高いほど，幼少期に家庭から受ける影響が少ないということである。したがって，中程度のサイコパスは，家族からの影響をより強く受けている可能性が高く，高度なサイコパスは，生物学的な要素からの影響をより強く受けている可能性が高い[339]。

しかし，その後に得られたデータには一貫性がなく，サイコパスの置かれた家庭や学校などの環境はきわめて悪いという研究結果もあれば，有意差はないという報告もある[187]。ForthとBurke[187]は，青年期の若者に対してPCL-YVを用いてサイコパスの得点を測り，家族因子が与える影響について調べた。その結果，若者の

なかでも犯罪者においては，家族背景は，反社会的行動の要因（因子2）との間に関連がみられたが，情動障害の要因（因子1）との間には関連がみられなかった。しかし，一般人を対象にすると，因子1と因子2の得点はともに家族の機能的障害と関連がみられた。さらに，一般対象では，PCL-YV の総得点，因子1，因子2 すべてが家族背景の違いから予測できたが，犯罪者を対象にすると，どれも予測できなかった。一般対象における PCL-YV の得点を最も強く予測できる要因は，反社会的な親，一貫性のないしつけ，アルコール依存であった。しかしながら，そうした家族特性は，犯罪者を対象とすると関係がなかった。

　このデータには様々な根本的な問題がある。まず，サイコパスの家族背景として，すべてに一貫するものがない。次に示す4つの要素が，かろうじて関連性があるとみなせる程度である。それは，反社会的な親，アルコール依存，一貫性のないしつけ，監督不行き届きである[187]。次に，この研究は遡及研究による記憶に基づいており，サイコパスの示す虚偽性によって修飾されている可能性がある。3番目に，これらの家族特性がサイコパスの原因として関係しているとは到底思えない。つまり，反社会的な親，アルコール依存，一貫性のないしつけ，監督不行き届きが，サイコパスが示す情動面の障害を引き起こす理由にはまったくならない（第4，8章参照）。しかし，こうした家族特性が，サイコパスの反社会的行動を悪化させることもない，とまでは言えないだろう。事実，これら特性すべては，サイコパスが反社会的行動を起こす確率や可能性を高めるだろう。しかしそれは，サイコパスでない場合においても同様である[304,326]。これら家族特性が，反社会的行動の手本になってしまう，あるいは犯行の動機を与えてしまう，

ということのほうが実際上は正しそうである。反社会的行動をみて育つと，そうした行動が，怒りを表現したり目的を達成したりするために有効な手段だと考えるようになったとしても不思議ではない。子供は，両親が暴力でもって争いを解決するのをみて，そうした方法を学習するのである。自尊心や経済的余裕がないがゆえに，犯罪へと駆り立てられるということもありうるだろう。

特に養育という観点からすると，両親がどのようにして子供に社会性を身につけさせるかということと，子供が犯罪を起こす確率との間には，強くはないが一貫して相関がみられる。例えば，厳格で権威主義的な，あるいは力でもって有無を言わせず，罰則でもって知らしめるという養育方法に比べ，教育的に行う（悪事を働いた場合，それが他人にどのような影響を与えるのかということに子供の注意が向くようにしむけ，そこから共感をうまく引き出す）やり方のほうが，より適切に道徳的社会性を身につけさせることができる[35, 36, 264]。事実，共感は道徳的社会化を促進するが，恐怖は妨害するとの指摘がなされている[93, 263]。したがって，親が子供の共感性を高めるように育てるならば，子供は反社会的にはおそらくならないであろう。一方で，主として体罰を与えることによって社会性を身につけさせようとするならば，子供はますます犯罪を起こすようになるだろう。しかしながら，この関連は，サイコパスと関係する罪悪感や後悔の念の欠如といった情動の障害を示す子供には当てはまらない。驚くべきことに，このような子供たちに関して言えば，親がどのようにして社会性を身につけさせるのかということは，彼らが示す反社会的行動の確率には統計的に影響を及ぼさないことがわかっている[528]。これらから，サイコパスと深く結びついた別の病理が，社会性の獲得の妨

害にかなり影響を与えていることが示唆される。

まとめ

家族特性は，サイコパスの行動面に影響を与えているようだ。反社会的な親，親のアルコール依存はおそらく，子供にとって反社会的行動の見本になるだろう（そしてまた，遺伝負因も関係しているかもしれない）。一貫性のないしつけや，監督不行きは，子供の反社会的行動をとる機会を高めるだろう。しかし，これら家族特性は，どれもサイコパスの直接的原因ではなさそうである。

ここまで，家族特性と反応的攻撃との関係については検討を行わなかった。しかし，家族特性は，子供が受けるストレスが増える場合も減る場合もともに，反応的攻撃を行う可能性に影響を与えているだろう。

社会的要因に関連した反社会的行動

反応的攻撃のリスク増加に関連する様々な要因，またサイコパスの示す情動障害，どちらについても遺伝的負因が関係していることをこれまで論じてきた。また，社会的な影響（出産時合併症や環境ストレスなど）によって，反応的攻撃の危険性が高まることについても述べた（現在手に入るデータによると，これらはサイコパスには関連していなさそうではある）。最後に，道具的／反応的攻撃のリスクに影響を与える様々な社会的特性について検討を行った。しかし，これらについては，情動反応に関わっているとされる神経構造を基礎にして議論を行ってきた。つまり，どれ

も生物学的根拠を基に論じた。以下では，生物学的ではなく，むしろ直接に社会的要因に関連した反社会的行動現象，つまり青年期限局型行為障害について検討を行う。強調しておくと，本書の目的のひとつは，行為障害や反社会性人格障害と診断される人々は，均一な集団ではなく，非常に様々な性質の者たちを含んでいるということを明らかにすることである。これらの障害はどれも，まったく異質な疾患群の寄せ集めであると，われわれは考えている。そのなかのひとつとして，青年期限局型行為障害がある。

第2章で述べたように，反社会的行動は青年期に激増する。この犯罪の増加は17歳で頂点に達し，その後成人期早期に急激に減少する。刑事犯罪者の大部分は10代の若者である。それが，20代前半で50％そこそこに減少し，28歳になると85％が犯罪を起こさなくなる[83,178]。Terrie Moffittは，10代になって犯罪に手を出すが，20代半ばにはもはややらなくなる者たちについて考察し，青年期限局型犯罪者と名づけた[349]。

この本で展開する議論にとって重要なことは，青年期限局型犯罪者は反応的攻撃にだけ関係するのではないということである。彼らは，被害者を伴わないような形態の犯罪（強盗などではなく万引きやキセルなど）をしばしば起こすという特徴はあるものの，道具的な反社会的行動により関与する傾向がある。つまり，ある一定の期間に限って，非常に特徴的な目的志向的・反社会的行動にたずさわるのだ。青年期限局型犯罪者についても，生物学的に説明を行うことは可能である（例えば，思春期のホルモン／神経伝達物質の量が変わることで攻撃のリスクが高まるなど）。こうした説明も，もし反社会的行動が反応的攻撃を示しているのならば，十分ありうることである。というのは，反応的攻撃に関与す

る基本脅威回路の感受性は，ホルモン／神経伝達物質の変化に影響を受けやすいからである[219, 378]。しかし，青年期限局型犯罪者は反応的攻撃だけでなく道具的攻撃にも関係するため，それだけでは生物学的な説明としては十分ではない。すなわち，生物学的要因が，顕著な目的志向的行動に，どう影響を与えるのかを明らかにする必要がある。青年期にみられる非行や攻撃性と遺伝との関連は，ほとんどないと言えるほど非常に弱いという事実が，この議論に終止符を打つ[203]。このことから，青年期に反社会的行動が激増することは，生物学的ではなくむしろ社会的に最も適切に説明されることがやはり示唆される。

Terrie Moffitt[349] が述べている青年期限局型の反社会的行動の社会的原因に関する説明は，かなり興味深い。彼女によると，青年期限局型犯罪者は，"一生涯不変症候群"（彼女の用語で，10歳以前より犯罪を始めて，20歳を超えても犯罪を続けるサイコパスのような人々を指す）の生活様式を模倣するのだという。10代の若者には5～10年の役割上の空白があり，彼らは「生物学的にも力を備え，性的にも十分に力を発揮できる状況に置かれているにもかかわらず，成人が享受する生活上の良い面のほとんどについて体験することを先延ばしさせられている」といった「成熟ギャップ」を経験する[349, p.686]。親と一緒に暮らすことを強いられ，魅力に満ちた様々な物を所有することを許されず，現実社会から距離を置いた生活に閉じ込められ，自分で何かを決断しても大人からは相手にされない。Moffittが言うには，他の若者たちにとって，一生涯不変症候群は成熟ギャップの苦しみを味わっていないようにみえる，つまり，盗むことで物を獲得し，性的行為も経験していそうだ，というわけである。「現代の若者文化の観点からは，一生

涯不変症候群の若者が示す反社会的早熟性は，誰もが手に入れたいと望むような社会的に価値あるものとなる」[349, p.687]。面白いのは，一生涯不変症候群は，幼少期には予測不能な攻撃的行動をとるため，他の子供たちから無視され拒絶されるが[131, 160]，青年期になると，もはや拒絶されなくなる[132]。成熟ギャップが終わる頃には，若年成人は反社会的行動よりも優れたその他の様々な自分の存在価値を証明する方法，すなわち長期的視点に立ってより生産的なやり方を覚える。こうして，青年期限局型犯罪者は犯罪をやめる。

まとめ

青年期に行為障害を示しても幼少期や成人期には示さない者，すなわち青年期限局型行為障害が存在し，こうした人々に対しては社会的要因によってうまく説明することができる。

結　　論

この章の目的は，サイコパスやその他の反応的攻撃のリスクの高い様々な症候群に関連する攻撃性の根本的な原因を検討することであった。これまでのデータに基づくと，サイコパスが示す情動障害には遺伝的な要因があると考えられる。サイコパスの情動的反応を減弱させる神経伝達物質の機能や神経発達の特異的な障害は，遺伝的異常によって引き起こされるとわれわれは考える（第4, 8章参照）。また，反応的攻撃のリスクの高い症候群についても遺伝的要因が非常に関係していると結論づけた。特に，基本脅威回路自体の反応性だけではなく，この回路を調節する遂行システムの機能が損なわれているかどうかに，遺伝的要因が関連し

ているように思われる。

　これまで,サイコパスや反応的攻撃のリスクの高い症候群に,社会的要因があるのかどうかについて検討した。出産時合併症や,例えば肉体的・性的虐待によって生じる環境ストレスは,サイコパスに発展する原因ではなさそうであると論じた。出産時合併症や環境ストレスによって損傷を受けるとされている神経系は,サイコパスにみられる情動障害には直接的には関与していないと考えられる。さらに言えば,環境ストレスが情動反応に対してより一般的に与える影響は,脅威シグナルを処理することに関連した神経系や神経伝達物質の反応性を（減少ではなく）増加させることであろう。

　サイコパスとは対照的に,出産時合併症や環境ストレスは,反応的攻撃のリスクを高める原因となっていると結論づけた。出産時合併症が,基本脅威回路を調節する前頭葉に障害を与える可能性は十分にある。環境ストレスは,この回路の反応性を高めることによって,反応的攻撃を生じやすくさせているのかもしれない。

　環境から受ける脅威の他に,サイコパスや反応的攻撃のリスクの高い症候群の原因とまではならないが,病状の表れ方に影響を与える環境要因が存在する。いくつかの家族特性はこれに含まれる。愛着の問題はサイコパスに関連しているだろうが,これは因果的なものではなく,サイコパスの情動障害を生み出す病理そのものが,愛着の形成を妨げるようである。これまでのデータによると,サイコパスは,愛着が原因で多くの問題に直面する。

　この章の最終節では,行為障害の一分類,すなわち青年期限局型行為障害について述べた。本書は基本的にサイコパスを扱っているが,この問題に取り組むためには,行為障害や反社会性人格

障害といったDSM-IVの診断についても考える必要がある。サイコパスという分類の利点は，比較的均一な集団を特定できることである。行為障害や反社会性人格障害の診断の問題は，非常に不均一な集団しか特定できないことである（DSM-IVの行為障害については少なくともそうである）。本書を進めていくなかで，サイコパスに加えて，行為障害や反社会性人格障害と診断された集団のなかの下位分類について論じていくことになるだろう。本章では，これらのひとつとして，青年期限局型行為障害について述べた。この障害は，完全に社会的な要因に関係したパターンを持つ行為障害のひとつである。

第4章

サイコパス：その機能的障害

　第1章では，Psychopathy Checklist Revised（PCL-R）に記載されているサイコパスの行動特性について詳しく述べた。この第4章の目的は，サイコパスの機能的障害，すなわち情動および認知的障害について考察することである。

サイコパスは不安障害か？

　反社会的行動を理解するうえで，ひとつの厄介な謎がある。多くの研究者が，不安水準が低いことが，反社会的行動やサイコパス傾向を促進することを示唆している[125, 175, 217, 332, 380, 494]。例えば，Cleckleyは，「サイコパスは，不安を感じたり，深く後悔したりすることができないようだ」と記している[125, p.340]。しかし，こうした知見に相矛盾するものとして，顕著な反社会的行動と不安水準の上昇との間には関連があるという多くのデータも存在する。つまり，不安と反社会的行動との間には正の相関があることが，子

供[397,444,529]や,成人[430]ともに,数々示されている。言い換えると,不安が亢進すると反社会的行動も高まる。

この謎は,これまでにもたびたび提起してきた,すべての反社会的行動をひとつの物差しで説明しようとする誤りに起因していることを以下に論じる。サイコパスにみられる冷淡さや情動欠如,また衝動性や行動上の障害といった特徴は,不安の程度とは独立していることを示す研究がある[451]。このことは,不安とサイコパスとの間には何の関係もないことを示唆するようにもみえる。しかし,この研究は,不安と反社会的行動との間にある関係を統制したうえで,不安の程度と冷淡さや情動欠如といったサイコパスの特徴との間の関連について調べたものではない。不安が反社会的行動に及ぼす影響を除外した研究では,サイコパスにおいて,不安の程度と冷淡さや情動欠如といった特徴は逆相関していることが明らかになっている。別の研究ではさらに,不安と冷淡さや情動欠如といった特徴の関連を統制して解析すると,不安水準の高さと衝動性や行動上の障害との間には正の相関が存在することがわかった[195,380,505]。こうした知見から,顕著な反社会的行動を起こしうるものとして,少なくともふたつの集団が存在することが強く示唆される。すなわち,不安をあまり示さないサイコパス集団と,以下に論じる不安水準が高まることによって反社会的行動を来す第二の集団である(第7, 8章参照)。

まとめ

サイコパスでは不安水準が減弱している。一方で,顕著な反社会的行動は,不安水準の上昇の結果によって起こる(第7章参照)。次節において,サイコパスには異常な不安水準の低下がみられる

と同時に，情動障害が存在することについて考察する。

サイコパスの脅威刺激への反応

David Lykken は，サイコパスにおいて不安が減弱していることを指摘した最初の理論家である[331]。サイコパスでは「すべての情動の状態というわけではないが，特に不安および恐怖感情が低下している」ことを示唆した[332, p.118]。恐怖感情の減弱により，社会適応が妨げられ（以下を参照），サイコパス傾向が促進されると論じている。

Lykken は，ふたつの課題を用いて，サイコパスでは恐怖感情が低下していることを証明した。最初の課題では，サイコパスがどのくらい嫌悪条件づけを示すのかを調べた。嫌悪条件づけとは，不快な出来事（例えば大きな音や電気ショックなど）と外界の出来事との関連を学習することである。Lykken の研究では，不快な出来事，つまり無条件刺激（US）は，無害ではあるが苦痛を感じる程度の電気刺激であった。被験者は，電気刺激を受けると発汗する。これは，自律的な反応で，無条件反応（UR）である。被験者の発汗の程度は，皮膚電気反応，つまり皮膚の電流の通しやすさによって測定できる。この研究では，外界の出来事としての条件刺激（CS）はブザー音であった。ブザー音が 5 秒続いた直後に，被験者は電気刺激を受ける。CS（ブザー音）と US（電気刺激）を対呈示することで，被験者が CS に対して条件反射（CR）を引き起こすように学習できるかどうかを確かめた。その結果，サイコパスは嫌悪条件づけが障害されているというそれまでの指摘を支持して，ブザーに対する皮膚電気反応（CR）が有意に減弱

していることが実際に示された (Flor ら [184], Hare と Quinn [233] によって追試もなされた)。

関連研究で, サイコパスは, その他の恐怖を感じさせるような刺激に対しても, 情動的な自律神経反応を起こさないか, 起こしたとしてもごくわずかであることが明らかになってきている。例えば, 今電気ショックを受けようとしており, 苦痛を受けるときに向けて秒針が迫ってきているとしよう, 5, 4, 3, …。苦痛が近づくにつれ次第に不安が増してくるはずである。皮膚電気反応を測定すると, すなわち発汗の量を測ると, 秒針が迫ってくるにつれて発汗が増えてくるだろう。犯罪者でも, サイコパスでない者はこうした情動反応を示す。しかし, サイコパスの犯罪者は, こうした状況でほとんど反応を示さない。彼らは, サイコパスでない犯罪者と比べると, 皮膚電気反応は乏しく, かつその反応もごく直前にしか生じない [222, 225, 234, 377]。またサイコパスに, 不快なあるいは恐怖体験を想像するように指示しても, 情動反応が弱いことが指摘されている [382]。Patrick ら [382] は, 被験者に「家でひとりでシャワーを浴びているところに, 誰かがドアから押し入ってくるのが聞こえパニックになる」「晴れた秋の日に, リビングのカウチでくつろぎ窓の外を眺める」などという状況を想像してもらう実験を行った。その結果, 健常者では恐ろしい出来事に対して強い生理反応を示したが, サイコパスでは反応が著明に減弱していた。

驚愕反射パラダイムにおいても, サイコパスでは情動反応が障害されていることが示されている。驚愕反射とは, 大きな音や迫ってくる物体などの脅威刺激に突然さらされたときの不随意的な身体的反応である。つまり, ホラー映画で, 怪物がクローゼットから突然飛び出してくるなどの状況における反応である。驚愕

刺激の起こる前に脅威にさらされると学習して，驚愕反射は増強される。すなわち，ホラー映画では，怪物がクローゼットから飛び出てくるまでに流れるおどろおどろしい音楽は脅威として作用し，それが学習され，脅威刺激に反応する脳のシステムを活性化し，驚愕反射を強める。機会があれば，ホラー映画を観るときに音を消してみればよい。怖いシーンに対する反応が大幅に弱まっているのがわかるだろう。

実験的には，驚愕反射の大きさは驚愕刺激（大きな音，例えば105デシベルのホワイトノイズを50ミリ秒鳴らすなど）の前に，先行刺激を提示することで，影響を及ぼすことができる。先行刺激としては，ポジティブ（エロティックな写真など），ネガティブ（襲撃シーンなど），ニュートラル（台所用品など）がある。驚愕反射自体は，眼の周辺に電極を置き，瞬きの程度を調べることで測定できる。ポジティブな先行刺激を与えると，ニュートラルな刺激に比べて，驚愕反射は減弱する。ネガティブな先行刺激を与えると，ニュートラルな刺激と比べて，驚愕反射は増強する[306, 317, 380]。犯罪者でもサイコパスでない人々の場合，ポジティブ／ネガティブな先行刺激を提示されると，驚愕反射の程度は影響を受ける。しかし，サイコパス犯罪者では，ポジティブな先行刺激に続いて起こる驚愕反射が（ニュートラルなものと比較すると）ある程度弱まる一方で，ネガティブな先行刺激に続いて起こる驚愕反射は，有意に増強が少なかった[317, 380]。

興味深いことに，唸っている犬や，突きつけられた銃，切断された死体など，脅威を与える視覚刺激をサイコパスに提示しても，健常者と同様の皮膚電気反応を示すとの結果もある[72, 317, 381]。サイコパスでは恐怖や不安の感情が減弱しているとの知見[332, 380]

からすると，これは意外な結果に思える。

まとめ

サイコパスでは，脅威刺激への反応が減弱している。また，嫌悪条件づけ，罰を予期する際の情動反応，脅威を感じる出来事を想像する際の情動反応が低下し，嫌悪を呼び起こす先行刺激による驚愕反射の増強が減弱している。次節では，情動学習に伴う問題をより広く考察する。

サイコパスにおける情動学習

前節では，サイコパスは脅威刺激への反応が減弱していることを論じた。しかし，ネガティブな刺激に対して適切に応答するかどうかということに限らず，サイコパスでは情動が障害されている。道具的学習のある種のパターン，とりわけ受動回避パラダイムや応答逆転において成績が悪いことがわかっている。

道具的学習は，報酬を得るあるいは罰を避けるために，ある特定の行動をとる傾向があることに関連している。例えば，受動回避学習は，報酬が与えられる刺激には反応し，罰を受ける刺激は避けるように反応することを学習することである。一方，個体識別学習は，次々と提示される刺激のなかで，繰り返し対をなして示されるふたつの対象（ひとつは報酬を受け，もう一方は受けられない）のうちのひとつに反応することを学習することである。ある種の道具的学習課題（例えば受動回避学習）を適切に達成するためには，刺激-強化の連合形成（すなわち，刺激と報酬／罰との間の連合形成）を必要とする。また，別の道具的学習（例え

ば個体識別）では，刺激 - 反応の連合形成（すなわち，刺激とそれに対する運動性の反応）を必要とする。刺激 - 罰の連合形成を必要とする道具的学習課題において特に，サイコパスでは成績が悪い。しかし，刺激 - 反応の連合形成を必要とする道具的学習課題においては，成績は悪くない（これについては第 8 章で再度詳細に検討する）。

　受動回避について言えば，David Lykken が受動回避学習課題を用いて，サイコパスに障害があることを初めて証明した[331]。彼が最初に証明してから後も，この結果については何度も再現されている。負の強化子がどのような性質のものなのかということが，サイコパスの受動回避学習の重症度に影響を与えていることが，初期の研究から示唆されている。つまり，負の強化子が電気ショックではなく金銭的損失であれば，障害はみられないということもありうる[450]。しかし，健常者と比べてサイコパスは，強化子が金銭やタバコ，菓子などであっても，受動回避が適切に行えないことが最近の研究で明らかになっている[362, 363, 364, 489]。

　消去および応答逆転は，被験者が，ある刺激に対してそれまでと同様の反応をしていたのではもはや報酬は得られず罰を受けることに気づき，その反応を変えるべきかどうかを学習しなければならないような課題特性に対して与えられる名称である。Joe Newman らが独自に作成し，サイコパスに対して用いた消去課題のひとつとして，トランプ遊び課題がある[365]。この課題では，被験者はカードを引くのか引かないのかを決めるように求められる。最初は，被験者がカードを引くほうを選ぶと，それが正の強化子として働くように設定されている。つまり，得点かお金を得られるようになっている。しかし，ずっとカードを引き続けてい

ると，次第に報酬が得にくくなってくる。最初は10枚中10枚で報酬が得られていたものが，10枚中9枚，10枚中8枚，と報酬が次第に減り，最後は0枚となる。カードを引くことによって報酬よりも罰を受ける可能性が高くなるのならば，被験者はカードを引くのをやめるべきである。つまり，10枚中4枚でしか報酬が得られなくなったとき，カードを引くのをやめなければならない。サイコパス傾向のある子供や成人では，この課題の成績が非常に悪い。すなわち，繰り返し罰を受けてもカードを引き続けてしまい，その結果，得点をすべて失ってしまうこともある[183, 365, 375]。

今述べたトランプ遊び課題のような消去課題では，被験者は報酬を得ることができる刺激には反応し，罰を受ける刺激に対しては避けることを学習していく。応答逆転課題では，ある対象を選ぶことで報酬が得られるが，途中から刺激が変化し，別の対象を選ぶことを学習する。それまで報酬が得られていた対象を選び続けると，罰を受けるようになっている。サイコパスは，応答逆転課題の成績が非常に悪い（子供でははっきりしないが，特に成人において明らかである）[74, 308, 347, 442]。

最後に，サイコパスを対象に，情動がエピソード記憶に与える影響を調べた研究をひとつ紹介する。ここでは，ネガティブな事象の視覚的イメージが，中心と周縁において，どの程度はっきりと記憶されているのかが調べられた。中心とは，ネガティブな事象のなかでも，直接に情動の喚起に関連する情報である。周縁とは，情動的事象に対して時間的に前後に生じた情報や，情動的事象に対して無関係あるいは空間的に辺縁の情報である。一般的に，中心となる事柄は，周縁と比較してよく保持されていることが，先行研究から明らかになっている[119, 204などのレビュー参照]。健常被験

者ではこのことが再現されたが，サイコパスではそうではなかった[120]。

まとめ

サイコパスは情動学習が適切にできない。特に，受動回避学習と応答逆転で著明な障害を示す。さらに，情動によってエピソード記憶が影響を受けない。受動回避学習は，サイコパスの子供および成人ともに同程度に障害されているが，応答逆転では成人においてより顕著に障害が現れることが示唆されている（これについては第8章でさらに考察する）。

サイコパスの共感反応

被害者に対して適切な共感反応が生じることによって，反社会行動が抑制されるとこれまでずっと考えられてきた[170,181,386]。顕著な反社会的行動を示す人々は，自らの行動の結果によって引き起こされる被害者の苦悩（特に恐怖や悲しみ）への共感反応が減弱していることが一貫して指摘されている[115,386]。事実，APSD[192]やPCL-Rにおいて，被害者に対する共感反応の減弱が，サイコパスの診断基準のひとつとして取り上げられている。

人の情動反応を測定する実験方法は，いくつかのパターンに分類することができる。まず，しばしば用いられるパラダイムとして，自己報告によるものがある。被験者には，例えばInterpersonal Reactivity Index[149]のような共感に関する質問紙が渡される。それにより自己報告された情動に，健常者との群間差があるかどうかを測る。この第一の方法の妥当性については疑問があ

り，こうした手法によって得られたデータについてはここでは議論しない。共感反応という根幹部分に，被験者の言語能力や自己開示に対する動機づけなどの要素が混じってしまっていることが，最大の問題である。言語能力が高い場合，意味的知識が豊富であり，より適切に反応することができる。共感性が高いようにみられたければ，言語的な共感反応をそっくりそのまま模倣して表現することができる。

　第二のパラダイムは，他者の苦痛に対する自律神経反応を直接測定することである[15,61,72,266,484]（図4-1参照）。この手法を用いると，他者の苦痛に対する情動反応を直接評価することができる。これまでに行われてきた5つの研究のうち，3つは以下に示すひとつめの方法を使い，ふたつはふたつめの方法を用いている。ひとつめの方法では，知人が電気ショックを受けているように思わせて，その姿をみているときの被験者の皮膚電気反応が記録された。3つの報告のうちふたつにおいて，サイコパスは健常群と比較して自律神経反応が減弱していることが明らかになった[15,266]。ふたつめの方法では，被験者はスクリーンに提示された写真をただ眺め，その際の皮膚電気反応が測定された。その結果，サイコパスの子供や成人では，他者の苦痛に関連する映像への自律神経反応が減弱していることがわかった[61,72]。

　第三のパラダイムは，情動的な表情や音声に，マッチする情動語を選ばせるものである。情動的表情に対して情動語を命名することは，表情処理に関与する神経構造の働きを高める作用があるようだ[67,105]。これまでの神経心理学的・神経画像的データによると，情動処理に関係するシステムは，少なくとも3つに分離できることが明らかになっている。ひとつは主に恐怖（そしてある程

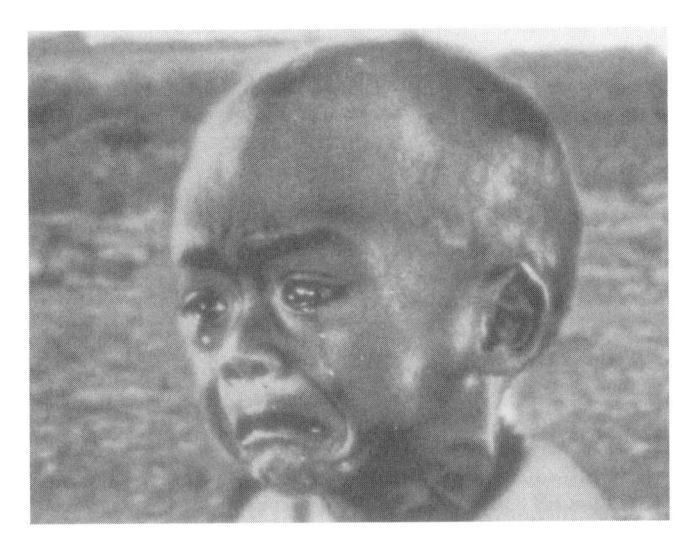

第4章 サイコパス：その機能的障害 75

図4-1 Blairら[72]で用いられた刺激のなかで，最も苦痛の強いもの。サイコパスでは，この刺激に対する反応性が顕著に減少していた。

度悲しさ）に，ひとつは嫌悪に，ひとつは怒りを主とする様々な情動に関連する表情に反応する（第7，8章参照）。サイコパスの子供と成人を対象として，情動的表情にマッチする情動語を選択する能力について調べた数々の研究がある。それによると，恐怖表情の認知に障害があることが明らかになっている[68, 75, 478]（図4-2参照）。その一方で，嫌悪表情の認知に障害があるとの研究報告もある[300]。音声に関する情動認知の研究も3つなされており，サイコパスの子供や成人では，恐怖情動において，そして矛盾するが悲しみ情動の認知に障害があることが示されている[77, 478]。

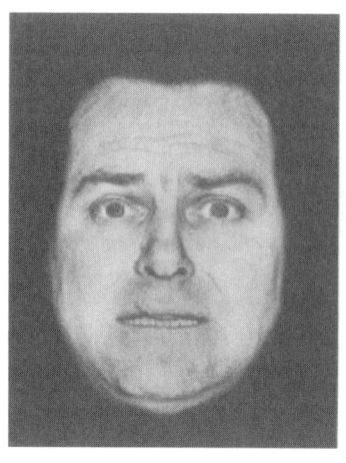

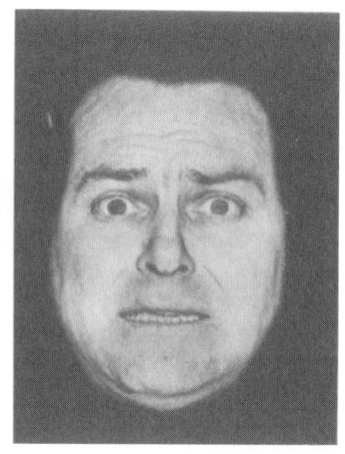

図 4-2 Blair ら[72)]では，被験者に中性的表情の顔刺激が提示された。その後，この表情が別の表情へと変化していく（モーフィング画像が連続して提示され，徐々に情動的表情に変わる）。左：恐怖が 65% のモーフィング画像（この段階で健常者は恐怖であることを認識した），右：恐怖が 75% のモーフィング画像（この段階でサイコパスは恐怖であることを認識した）。

まとめ

サイコパスでは，著しく共感性が障害されている。サイコパスの子供や成人は，他者の悲しみに対する自律神経反応が減弱している。さらに，表情や音声に伴う恐怖や悲しみの認知にも障害がみられる。注目すべきことに，サイコパスは，表情や音声に伴う怒り，幸福，驚きに対する反応については障害がない。

サイコパスの道徳的推論

嫌悪条件づけ，受動回避，共感反応は，子供が健全に発達し，

第4章　サイコパス：その機能的障害　77

道徳的に社会適応するために重要な役割を果たすと考えられている[175, 262, 494]。これらが，サイコパスで障害されているとするならば，道徳的推論に機能不全があることが予測される。

　よく知られたものとして，サイコパスの道徳的推論を評価するのにふたつのパラダイムが用いられてきた。それは，Kohlberg[133, 292]とTuriel[499]によるものである。Kohlbergのパラダイムでは，被験者にはまず道徳的ジレンマが描写された一連の物語が提示され，その主役がジレンマ状況下でどのように行動するか，そして次になぜそうするのかが問われる。以下に，ジレンマの例を示す。

　　ヨーロッパで，ある女性が癌を患い，死にそうな状態であった。彼女を救うことができるかもしれないと医者が考える薬はひとつしかなかった。それは，その町の薬屋が最近発見した放射性物質の一種であった。その薬物の製造にはとても費用がかかったが，薬屋はさらに製造費の10倍の価格で売っていた。放射性物質の製造に200ドルをかけて，ごく少量の薬に2,000ドルを取った。女性の夫であるハインツは，知人全員をまわって借金して1,000ドルをかき集めたが，薬代の半分にしかならなかった。薬屋に妻が死にかけていることを話して，安く売ってくれるか後払いにしてくれるように頼んだ。しかし，薬屋は「そうはいかない，この薬は私が開発したんだ，これで儲けるんだ」と言った。ハインツはその場は諦めて姿を消したが，後に妻のために薬を盗もうとして薬屋に押し入った。

このパラダイムでは，ハインツが盗みに入ったことが悪いのか

どうかという回答自体の判断は重要ではない。道徳的推論の水準の高さを決めるうえで大事なのは，ハインツが盗みに入ることについての善悪に関して，被験者がどれくらいその理由を様々な角度から考えることができるかどうかである。Crudelyは，被験者が考えめぐらせた理由が複雑であるほど，道徳的推論の水準が高いと述べている。

非行少年は健常者に比べて，道徳的推論の水準が低いことが一貫して示されている[81]。しかし，サイコパスについては，道徳的推論に障害があるとの結果はこの課題においてあまり得られていない。一部に，犯罪者のなかでもサイコパスはそうでない人々と比べて，道徳的推論の水準が低いとの報告もある[107, 185, 276]。しかし，その他の研究によると，非行少年はサイコパスであるかどうかに関わらず，犯罪歴のない少年と比較すると道徳的推論が劣るものの，非行少年のなかでサイコパスとそうでない者を比較すると差がないことが示されている[313, 497]。また，Kohlbergのパラダイムは，成績の解釈を行うのが非常に難しい。前述したように，被験者の道徳的推論能力は，主人公がいかにふるまうべきかの判断によってではなく，その根拠の複雑さによって測定される。したがって，Kohlbergの課題は，個人の道徳についての内的表現力を評価していると考えられ，それは道徳的な意味記憶を反映する。Kohlbergによると，内的表現力によって道徳的推論や行動が促されるとされている[133, 293, 294]。しかし，これが本当に当たっているかどうかはわからない。われわれは，これは実は正しくないと言い切りたい。Kohlbergの道徳的推論課題は意味記憶の複雑さの水準を測定しているだけであって，その結果は強くIQや社会経済的地位（SES）を反映していると思われる。IQの項目のな

かには，知能評価のひとつとして意味記憶を指標化しているものがある。IQ や SES から道徳的推論能力の高さを予測できることを考えると，Kohlberg の課題の結果は，道徳的推論それ自体というより，IQ や教育年数に影響されていると考えられる。

　Turiel のパラダイムは，道徳／慣習識別課題と呼ばれる [499; 373や467も参照]。この課題では，被験者には道徳や慣習の違反についての物語が提示される。道徳的違反とは，他者の権利や幸福への影響といった観点から定義される行動である（他人を叩いたり，他人の財産を侵害したりするなど）。慣習的違反とは，社会秩序への影響といった観点から定義される行動である（授業中私語をしたり，異性の服を着たりするなど）。物語が提示された後，被験者はこうした違反についていくつかの判断を行うように求められる（「その違反はどのように悪いのですか？」「なぜその違反はしたらいけないのですか？」など。そして重要なのが「もし（その違反について）まったく規則がないとしたら，（違反することは）悪くはないですか？」という質問である）。健常者は，道徳的違反と慣習的違反の違いを識別する [467, 499]。生後 39 か月を過ぎるとこれらの識別ができるようになり [468]，これは文化間においても違いはみられない [374, 473]。道徳的および慣習的違反の識別の方法にはいくつかある。第一に，一般に慣習的違反より道徳的違反のほうが深刻だと判断される [371, 468, 499]。第二に，道徳的あるいは慣習的違反の善悪は異なる理由に基づいて判断される。例えば，道徳的違反については，被害者の苦痛が言及される（人を叩くのが良くないのは，その人に苦痛を与えるからであるなど）。しかし，慣習的違反については，その結果生じる社会的混乱が言及される（授業中話すことが良くないのは，あなたは勉強をするべくそこにいるか

らであるなど)[467,499]。第三に,これが最も重要であるが,規則の条件を修正すること(実権を持つものがその行動を禁止するのをやめるなど)は,慣習的違反にしか影響しない。つまり,その行動を禁止する規則がなかったとしても,健常者であれば道徳的違反は許されないものと判断する(他人を叩くことを禁止する規則がなくても,やはりそのことを悪いと考えるなど)。一方,慣習的違反の場合,それを禁止する規則がないならば,許されるものと判断する(授業中の私語が禁止されていないならば,話しても構わないなど)。深刻さによる判断では必ずしも道徳的および慣習的違反の識別ができるわけではないが,条件の修正に基づく判断では確実に識別可能である。子供でも,ある年齢に達すると,慣習的違反と道徳的違反をともに深刻なものと判断することがわかっている[479,499]。しかし,慣習的違反と違って道徳的違反は規則に依存せず,行動が禁止されているかどうかに関係ないことを理解している。

サイコパスは,子供でも成人でも,道徳/慣習識別課題の成績が非常に悪い[58,59,70,76]。さらに,反社会的行動を示す子供たち全般を対象にしても,同様の結果が得られる[17,168,269,372]。サイコパスの子供や成人,反社会的行動をとる人々でも,通常は慣習的違反と道徳的違反をともに深刻なものとみなす。しかし,そうした人々は,健常者と比べて,道徳的違反が悪い理由について説明する際に,被害者について言及することがはるかに少ない[17,58,76,168,269]。さらに,違反を禁止する規則が無くなる場合を想定した際,道徳的および慣習的違反を識別することがほとんどできない[58,76,372]。

◈ まとめ

サイコパスでは道徳的推論が障害されているという確たる証拠がある。Kohlbergの道徳的推論課題によっても，このことはいくつか示唆されている。しかし，道徳／慣習識別課題の成績によって，この障害は明確に示される。健常者なら3歳になれば適切にできるこの課題を，サイコパスは成人になってもできない。

感情と言語

前節で，サイコパスの道徳的な意味記憶について調べた研究を紹介した。道徳的な意味記憶に関してサイコパスとそうでない人々との間にみられる相違は，すべて感情入力が減弱しているためであることを論じていく（第8章参照）。

個々人の持つ思考形式は，体験や文化の影響を受けて形成されるものである。こうして獲得された思考形式のなかには，情動体験に関するものがある。つまり，ある状況に置かれたとき，その人がどのような情動を体験するのかということである。もし何らかの情動体験が欠落しているのならば，この情動に関する思考形式は非定型的なものになるだろう。人々の情動に関する思考形式を調べる方法としては，何か物語を読んでもらい，それによって喚起される情動を答えてもらうというものがある。情動帰属課題では，ある情動的状況に置かれたときどのように感じるかを想像して答えてもらう。この課題を用いると，サイコパスは，罪悪感において特異的に異常を示すが，幸福，悲しみ，困惑においては問題ないことがわかった[71]。

情動入力が言語処理に及ぼす影響をより直接的に調べるため

に，語彙決定課題が用いられる。この課題では，被験者はある文字列が意味ある単語をなしているかについて，できるだけ素早く正確に判断するように求められる[214, 481, 522]。文字列は，中性的単語，情動的単語，発音はできるが存在しない単語のいずれかで構成される。健常者を対象とした研究[214, 481, 522]と同様の方法で追試すると，犯罪者でもサイコパスでない場合，中性的単語より情動的単語により速く反応した。さらに，別の研究[43]の追試では，サイコパスでない犯罪者は，視野の中心であれ周縁であれ，情動的単語を提示すると誘発反応電位（ERP）が大きくなる。一方で，サイコパスでは，中性的および情動的単語において反応時間やERPに差はまったくなかった[282, 328, 522]。似た研究で，DayとWong[151]は，分割視野パラダイムを用いて，中性的単語と情動的単語を合わせて同時に提示した。単語のひとつは左視野に，もうひとつは右に提示される（それぞれは右半球と左半球に該当）。健常者では，情動的単語が右半球に提示されると，左半球に比べて際立って成績が良かった（誤答率が低く，反応時間が短い）。しかしサイコパスでは，こうした特徴はみられなかった[151]。

Hareらによって報告されたふたつの研究も興味深い[236]。ひとつめの研究では，被験者には3つの単語のセットが提示されて，そのなかで関係の深いふたつの単語を選択するように指示される[95]。例えば，「暖かい，可愛い，賢い」や「馬鹿な，浅い，深い」などといった組み合わせである。課題は，以下の6種の組み合わせに分類され，それによって得点をつけられる。(1) 反義（深い-浅いなど），(2) 性質（可愛い-愚かなど。ともに人間の性質），(3) 比喩（賢い-深いなど），(4) 極性（馬鹿な-浅いなど。ともに負の含意を持つ），(5) 性質かつ極性（可愛い-賢いなど。

ともに正の含意があり,人間の性質を示す),(6)無関係(暖かい - 愚かなど)。健常者とは異なり,サイコパスは正負といった情動的極性の分類基準をほとんど使わなかった。サイコパスは,情動的な意味よりも経験的に獲得した関連性に基づいて判断しているようである。

Hare らのふたつめの研究[236]では,ターゲット文(「沈没しかけた船から滑り落ちる男」など)が提示される[122]。ターゲット文に対して,4つのテスト文が示される。これらは,以下の4つのパターンに分類される。(1)描写の特徴は異なるが,情動的には似通っている(「怪物から逃げる男」など),(2)描写の特徴は同じだが,情動的には正反対である(「波の上をサーフィンで滑る男」など),(3)描写の特徴は似ているが,情動的には中性である(「ヨットの上に立つ女性」など),(4)描写の特徴は異なり,情動的には中性である(「自分の部屋にランプを運ぶ少年」など)。被験者は,ターゲット文の情動的ニュアンスに最も合っているテスト文を選ぶように指示される。健常者では,これを難なくこなす。しかし,サイコパスでは,Hare らが「異極性誤答」と呼ぶ誤りを犯しやすかった。すなわち,サイコパスは健常者に比べて,有意にターゲット文と情動的極性が反対であるテスト文を選びがちであった。

しかし,言語処理に対して感情入力が減弱しているというこれまで示した結果は,言語処理におけるより一般的な障害を反映しているだけではないだろうか? 語彙決定課題を用いた最近の研究によると,サイコパスは,言語処理においてより広範な障害を呈していることが示唆されている。Kiehl ら[282]は,単語の具象性が語彙決定に及ぼす影響を調べた。サイコパスは健常者に比べ

て，抽象的単語についてそれが意味をなす単語であると同定する際に，有意に間違いを犯しやすいことが明らかになった。しかし，具象的単語では，群間差はなかった（関連する研究として，単語を右視野に提示すると，サイコパスは単語が抽象的か具象的かを適切に分類できないとの報告がある[231]。しかし，驚くべきことに，単語を左視野に提示すると，できないどころか，むしろ健常者よりも成績が良かった。したがって，このことが意味記憶の障害を反映しているとは考え難い）。また，Lorenz と Newman[328]は，語彙決定課題で，健常者ではより頻度が高く出現する単語を単語であるとより適切に同定したが，サイコパスではそうではないことを明らかにした。しかし，ここに述べたふたつの研究から結論を出す際には，注意が必要である。Kiehl ら[282]の研究では，IQ が測定されておらず，結果として出た群間差は，単に IQ の差を反映しているだけかもしれない。Lorenz と Newman[328]の研究では，頻度が高い語も低い語もともに，情動的また中性的単語で構成されていた。したがって，健常者では情動の要素と頻度の影響が相互作用している一方で，サイコパスではそのような作用がなく，頻度の高い単語に対する反応が悪かったのかもしれない。つまり，健常者では，頻度の高い単語に対して，中性的なものより情動的なものに格別に反応性が高いのかもしれない。言い換えると，サイコパスで頻度が及ぼす影響が減弱しているのは，実は情動の及ぼす影響が減弱していることを反映しているだけなのかもしれない。

3番目の研究では，まったく異なるパラダイム[365]を用いて，サイコパスでは言語的／意味的処理がより広範に障害されていることが示唆された。この課題では，ふたつの写真ないしふたつの単

語が提示され，それらが概念的に関連しているかどうかの判断が求められた。ふたつのターゲット刺激が提示されると同時に，妨害刺激も一緒に示された（ふたつの写真の関連を判断するときには妨害刺激としてひとつの単語，ふたつの単語のときには写真）。この研究[200]では，健常かつ不安レベルの低い者を対象とすると，妨害刺激がターゲット刺激のどちらとも概念的に関連がない場合，ふたつのターゲット刺激間に関連性がないことを素早く回答した。一方，サイコパスかつ不安のレベルの低い者を対象とすると，そうした結果は得られなかった。つまり，妨害刺激はターゲット刺激の処理に影響を与えなかった。

しかしながら，以下に示す3つの研究からは，サイコパスは意味処理一般において障害されてはいないことが示唆されている。まず，サイコパスと健常者を対象に，先行刺激として提示された単語の意味が，後続の単語の処理にどの程度促進効果を及ぼすのかを調べた研究がある。各トライアルは，先行刺激となる単語と，単語あるいは非単語からなるターゲット刺激（単語と非単語の比は50対50）から構成されている。ターゲット刺激が単語である場合，先行刺激の単語との間には，意味的に関連があったり（医師・看護師など）なかったり（ナイフ・綿など）する。この研究では，サイコパスでも健常者でも，意味的に関連のある単語が先行しているとより早く単語を同定することができた。つまり，両群ともにプライミング効果がみられた[92]。同様に，意味プライミング課題では，概念的に一致する（猿・猫など）あるいは一致しない（リンゴ・猫）単語が先行刺激として提示された後，ターゲットとなる単語が動物であるか植物であるかの判断を求められた。サイコパスおよび健常群において，ともに意味プライミングがみ

られ，群間差はなかった[56]。最後に，Brinkleyら[92]は，ストループ課題を用いて，ターゲット刺激と競合刺激との間の意味的関連性が，どの程度干渉するのかを調べた。その結果，ストループ干渉は，「レモン」という文字が緑色で書かれている場合より，「黄色」という文字が緑色で書かれている場合に一般的に強くなることが見いだされた。この研究では，両群ともにストループ干渉がみられ，色名単語と競合単語の意味的な関連の強さによってストループ干渉は影響を受けることが示された。

まとめ

サイコパスでは，言語処理への感情入力が著しく減弱している。道徳観念に関する概念的知識が乏しく，語彙決定における情動的情報の影響が弱く，意味的知識を調べる特定の課題において適切な感情入力を著しく欠く。さらに，言語／意味処理において広範な障害があることが示唆されている。

注　　意

サイコパスの注意に異常があるという指摘が様々になされている[268, 277, 278, 283, 297, 410]。こうした見解に合致して，注意課題において，サイコパスが特異的に成績が悪いことを示す実験がいくつかある。しかし惜しむらくは，注意の定義が曖昧であるために，こうした研究には問題が多い。目的志向的な課題を行っているときに妨害刺激を与えるとどのように処理されるのかを調べた実験[277]は，二重課題実験[297]とともに，「注意」を測定していると考えられることもある。しかし，これらふたつの課題遂行時の認知神経

学的機能は，分離して考える必要がある。ここでは，簡単に先行研究をレビューする。

 JutaiとHare[277]は，刑務所に収容されている人々を対象に，サイコパス傾向が高い者とそうでない者に対して，ピッという連続音を両耳に聴かせて，その信号音のみの場合（受動的注意）と，テレビゲームを行っている場合（選択的注意）での自律神経活動と皮質電気活動を計測した。信号音に対する注意の指標としては，聴覚誘発電位のN100成分が用いられ，課題に対する注意を反映するものとして，テレビゲームの成績が使われた。サイコパスは，信号音だけが提示された場合には，N100は正常反応を示した。しかし，テレビゲームを行っているときは，初回を含めて，すべての試行でN100の反応が小さかった。一方，対照群では，後の試行では反応が小さかったが，初回についてはN100の反応を大きく示した。このデータから，サイコパスの注意の異常が示唆される。特に，注意の過剰な集中，つまり妨害刺激に対する強い抑制を示していることが考えられる（JutaiとHare[277]の仮説に一致する）。

 Howlandら[268]は，ポスナーの外的手がかり課題を用いて，サイコパスとそうでない者を対象に注意について調べた。成績は全般的には群間差がなかったが，サイコパスは，左視野に強制刺激を提示する無手がかり試行において失敗が多かった。また，強制刺激が右視野に提示される中性試行においても，対照群より多くの失敗をした。

 オドボール課題あるいはそれに似た持続処理課題を行っている際の，聴覚ないし視覚刺激を受けている間のERPを調べた研究が3つある[278, 282, 410]。オドボール課題では，同一の非ターゲット刺激

が提示されているなかに，別のあるターゲット刺激（つまりoddball; 奇妙なもの）が示され，被験者は，それに所定の反応をするよう指示される。持続処理課題では，ばらばらの非ターゲット刺激が提示されているなかに，ある特定のターゲット刺激が示され，それに反応するように指示される。課題の成績の差は，どの研究でもみられなかったが，ERPのデータについては，一貫していない。Jutaiら[278]は，聴覚によるオドボール課題を施行したが，ERPのP300成分に群間差を見いだせなかった。ここでは，オドボール課題だけを行っている場合（単一課題条件）と，同時に妨害刺激としてテレビゲームを行っている場合（二重課題条件）のERPを記録した。二重課題条件において，サイコパスは，（主に頭頂部と左半球において）陽性徐波に重なってP300反応を示した。この結果の意味するところはよくわかっておらず，また，その後同様の結果は得られていない。Kiehlら[282]は，視覚刺激によるオドボール課題を用いて，サイコパスではターゲット刺激に対するP300の大きさが有意に減弱していることを明らかにした。一方，RaineとVenables[410]は，視覚的持続処理課題によって，サイコパスではターゲット刺激へのP300の大きさが有意に増大していると報告した。まとめると，課題の成績に差はなく，P300成分の結果については一致しない。したがって，サイコパスにこのような信号検出課題に障害があることを明確に示す所見は現在のところ得られていない。

Jutaiら[278]の研究の追試がなされ，サイコパスの二重課題パラダイムにおける実施能力が調べられている[295,297]。KossonとNewman[297]の研究では，被験者は，視覚探索課題（8つの検出枠を横切るターゲットの数を求める）と同時にgo/no-go課題を行っ

た。go/no-go 課題では、2種類の音を聞き、低い音程のものにだけできるだけ素早く反応するように求められた。Kosson[295]は、被験者に分類課題をふたつ同時に提示した。記号列をみせて、それが垂直でなく水平枠に現れた場合にのみ、記号列が数字だけか文字だけかふたつの混合（数字と文字が50%ずつ）かに分類するように指示した。もうひとつの実験では、4つの音列を聞かせて、音程が低い場合にのみ、音列が徐々に上がっているか、一定しているか、それらが混じっているかに分類するように指示した。Kosson と Newman[297]の研究では、健常者に比較してサイコパスは、ふたつの課題に注意を均等に向けるように指示された場合に視覚探索で失敗が多かったが、視覚探索課題にのみ集中するように言われた場合そうではなかった。このことから、サイコパスは二重課題で成績が悪いことが示唆される。しかし対照的に、Kosson[295]の研究では、分類課題において成績に群間差はなかった。だが、サイコパスは妨害課題に対して高率に反応を示した。このこと自体で、サイコパスの注意が障害されているとは解釈できない。というのは、妨害課題の刺激提示に対して反応しがちであったが、成績としては2群間で差がないことが示されているからである。しかし、この結果は、go/no-go 課題や、stop-signal 課題[308,442]など反応制御課題においてサイコパスにみられる障害に合致する（第8章参照）。このことはやはり、サイコパスでは、あらかじめ条件づけられた行動の反応を制御することに障害があることが示唆される。

　Kosson[296]は、各試行ごとに両眼にそれぞれ刺激が与えられる分割視野課題を用いて、サイコパスを調べた。被験者は、黄色あるいは緑色の記号列のうち緑色で現れた場合のみ、記号列が数字

だけか,文字だけか,ふたつが混じっているかを分類するように指示された。両眼に出現するターゲット刺激の出現頻度を変えることによって,刺激に向けられる注意を操作した。ある条件(注意が分散されるようにしたもの)ではターゲットはどちらか一方の視野に出現頻度が高く設定され,別の条件(注意が均等に向けられるようにしたもの)ではターゲットは両視野に等しく出現する。この研究により,サイコパスの注意に異常があることが示唆された。それは,前者の条件で,サイコパスはそうでない者と比較して,頻度の低いほうの視野において誤りが多く,また頻度の高い視野でも周縁に刺激が提示された場合に間違いが多かった。この結果は,非自明性課題と呼ばれる課題によってうまく説明できる。これによると,サイコパスに比べて健常者は,注意が分散されている条件であっても適切に課題を遂行することができ,注意が向けられにくい視野にターゲットが提示された場合でも成績が良かった。しかし,この課題はあまりに複雑なので,その結果の意味するところは今後の研究の結果を待つ必要があるだろう。

Kosson[296]が報告した興味深い結果として,サイコパスは一般的に,注意が分散されるような状況下においては,妨害刺激に対して過剰に反応するというものがある。ここでもやはり,サイコパスは反応制御課題において障害がみられることが示唆され,先行研究とも合致した[295, 308, 442]。

まとめ

サイコパスに注意の異常が存在することを示唆する知見が集まりつつある。しかし,現在のところまだ十分ではない。JutaiとHare[277],Howlandら[268],Kosson[296]の研究では,注意に異常があ

ると論じられている。しかし，これらで扱われている注意の処理形態があまりに異なるために，サイコパスには何らかの注意の障害があるという以上に議論ができない。一方，オドボール課題や持続処理課題[278, 282, 410]，二重遂行課題[295, 297]などの知見は，ほとんど一貫性がない。さらに，この分野での研究の多くは，注意の異常に関する近年の認知神経科学の系統的論述によってきちんと評価されていない。結局のところ，サイコパスに注意の異常があるのかどうか，そして異常があるにしてもどのような異常なのかは明らかになっていない。

結　　論

　この章では，サイコパスの機能的障害について論じた。議論にあたって，まず注意すべき事柄の確認から始めた。つまり，サイコパスでは不安が減弱しているというデータと，不安の強さと反社会的行動には正の相関があるというデータとの間には明らかな矛盾がある。しかし，この矛盾は，道具的攻撃と反応的攻撃を区別して考えないことからくる問題であることを指摘した。道具的攻撃の亢進とサイコパス傾向は，不安の減弱と関連している。反応的攻撃の亢進は，不安の増強に関連している。

　この章のなかで，サイコパスは，情動処理に主として影響を与える様々な特性の機能的障害によって特徴づけることができると述べた。サイコパスでは，脅威刺激に対する反応，情動の学習と再学習，共感反応が減弱しており，道徳的推論に障害があり，感情に関する言語処理に問題がある。こうした知見は，第5章で論じる恐怖と共感（暴力抑制機構）の機能不全，および第8章で考

察する統合的情動システムによって説明が可能であり，またそこからさらに発展した議論につながりうるものである。

　最後に，サイコパスには情動処理とは関連しない障害もあることを述べた。例えば，意味処理や注意に関連する課題において成績が悪いものがある。これらは，情動を基盤としたモデルからは説明が難しいが，第9章において立ち返ってこの難題について解決を試みる。

第 **5** 章

サイコパスの認知的仮説

　第4章では，サイコパスにみられる多くの機能的障害について記載した。この第5章では，これら機能的障害を説明するために立てられたいくつかのモデルについて考察することを目的とする。この章で示すモデルはすべて認知的モデルである。われわれの意味するところの認知とは，情報処理モデルのことである。つまり，脳のどの部位が働いているのかではなく，どのように機能しているのかということに関するモデルである。ここでいう認知とは，情動的観点を除外したものではない。われわれの見方では，情動が関与しているかいないかに関係なく，認知とは情報処理を意味する。

　この章で考えるモデルは，以下の3つである。

1) 反応群調節仮説 [361]
2) 恐怖機能不全モデル [176, 332, 380]
3) 暴力抑制機構（VIM）モデル [58]

左半球活動仮説[295]，いくつかの前頭葉機能不全に立脚した主張[350,408]，ソマティックマーカー仮説[146]については，神経レベルを主たる焦点とした理論なので，ここでは扱わず，第6章で検討する。

反応群調節仮説

サイコパスのモデルとして大きな影響を及ぼしているのが，Newmanらによる反応群調節仮説である[361,383]。反応群調節とは，「目的志向性の行動を遂行する際に，計画を立て，実行し，それを評価するという一連の過程において，注意を素早くかつ比較的自動的に（無意識的かつ不随意に）移すこと」を意味する[367]。こうして「迅速かつ自動的に注意を移すことで，重要な反応群（つまり慎重に注意を向けるべき焦点）に対して辺縁の情報をモニターし，関係があるならばそれを利用する」[328, p.92]。このモデル[207]の生理学的基盤となったのは，中隔‐海馬損傷が情動学習にもたらす影響についてのGrayらの研究である[215]。「動物実験によると，反応群調節に欠陥があると，罰を受けたり見返りに全然期待が持てなかったりする（死滅してしまうなど）にもかかわらず，反応を維持し，目的志向性の行動をやり続ける傾向がある（迷路を衰弱するまで走るなど）」[361, p.85]。

Newmanのモデルの中核となるのは，サイコパスにはこうした自動処理機能の減少がみられるという考えである。

> たいていの人は，自動的に自分の行動がもたらす結果を予測し，自動的に薄情な行為を恥じ，自動的に障害に直面しつ

つもなぜやり遂げるべきなのか理解し，自動的に都合のよすぎる主張に疑いを持ち，自動的に他者とどう関わったらいいのかに気づくが，サイコパスでは，そうした事柄を理解するのにかなりの努力を要する[361, p.84]。

サイコパスは，自分の行動を制御できないのではなく，行動へと導く「比較的自動的な過程」が欠如しているので，自己コントロールするのに余計な努力が必要なのだ，と Newman は主張している。

反応群調節仮説は，注意を基礎にしたモデルである。このモデルによると，「サイコパスが示す衝動性，受動回避の障害，情動処理の欠陥は，慎重に注意が向けられた焦点に対して辺縁あるいは副次的な情報の意味を処理できないこととしてすべて理解できる」[328, p.92]。

反応群調節仮説を基にしてかなりの実験的研究がなされてきている。例えば，それは第4章で述べたサイコパスの受動回避学習の障害[362]の説明として用いられている。サイコパスの受動回避学習を測定するのに最もよく使われる指標は，Newman と Kosson[362]によって紹介されたコンピュータ・ナンバー課題である。ここでは，被験者には2桁の数字が次々と提示され，その反応に応じて，報酬や罰が与えられる[298, 362, 366]。被験者は，どの刺激が報酬につながり，どの刺激が罰につながるのかを学習しなければならない。この課題を用いた研究によって，サイコパスでは受動回避の失敗を犯しやすいことを Newman と Kosson は明らかにした。この結果は，その後たびたび追試されている[298, 362, 366, 489]。

反応群調節仮説と関連して Newman が示した次に注目すべき

パラダイムは,トランプ遊び課題である[365]。この課題については第4章で詳しく説明したが,ここでも簡単に述べておく。被験者は,デッキからカードを引くか引かないかのどちらかを選択しなければならない。最初は,カードを引くことを選ぶと,正の強化子として働く。つまり得点やお金を得ることができる。しかし,カードを引き続けていると,報酬を得にくくなってくる。被験者は,報酬より罰を受ける可能性が大きくなってくる前に,カードを引くのをやめる必要がある。サイコパス傾向を示す子供や成人では,この課題を適切にこなすことができない。繰り返し罰を受けてもカードを引き続け,結果として得点すべてを失ってしまうこともある[183, 365, 375]。

反応群調節仮説によると,サイコパスが受動回避やトランプ遊び課題で成績が悪いのは,報酬を得るために反応するという目標にばかり目が行き,辺縁の罰に関する情報に注意が向けられないということによって説明される。一方,反応群調節仮説は,情動学習課題に由来しないデータを説明するのにも用いられている。第4章でも述べた語彙決定課題では,被験者には文字列が提示され,その文字列が単語として意味をなしているときに反応するように求められる。健常者では,中性的単語より情動的単語において,中心および辺縁のどちらの視野でも,素早く反応し大きな誘発反応電位(ERP)を生じた[43, 214]。一方で,サイコパスでは,中性的および情動的単語において反応時間やERPに差はまったくなかった[282, 328, 522]。反応群調節仮説に関して興味深いものとして,健常者は低頻度より高頻度の刺激に素早く反応したが,サイコパスではそうではなかった[328]。反応群調節仮説によると,サイコパスで情動と頻度の影響が語彙決定課題の成績に認められないの

は，主となる反応群（刺激が単語として成立しているかどうかの決定）に対して注意が集中しすぎているため，辺縁にある情動あるいは頻度に関する情報を適切に利用できないことが原因であると説明される。

反応群調節仮説は，様々な興味深い研究パラダイムの発展と関連している。しかし，多くの問題も存在する。反応群調節仮説は注意を基礎とした理論であるが，それがどれくらい現代の注意モデルに当てはまるのかがはっきりしない。

おそらく，注意に関する現代の最も有力なモデルは，「バイアス競合モデル」であろう[153]。このモデルの力点は，複数の刺激が提示された場合に，神経の作用が競合し，その結果として注意が生じるというものである[153, 166]。どの刺激が競合に勝ち「注意を向けられる」のかは，以下のふたつの所産である。

1）ボトムアップ的な知覚過程。例えば，動きがあり，明るく，大きい物体は，持続的にボトムアップ・バイアスの影響を持つ[275, 498]。

2）トップダウン的な基部への影響[153]。例えば，特定の色の物体を探し出すように指示された場合，その色に関連するひとつないしそれ以上のシステムがコード化されることによって，神経ユニットが刺激を受けやすくなる。したがって，その色彩を持つ物体は，感受性が高まったシステムにおいて，競争上有利になる[167]。あるいは，空間内のある特定の場所に注意が向けられていた場合，刺激がそこに提示されると，その処理が促進される。こうして，物理的には目立たない物体であっても，競合に勝つことによって進行中の行動に影響を与える。つまり，ある物体が存在したとして，それは内在的に目立つものであるか，処理過程にトップダウン的なバイアスを受けるかのどちらかによって，注意

の焦点となりうる。

図5-1に, DesimoneとDuncanのモデル[153]を簡単に示す。ここでは, ふたつの刺激だけに注意が向けられるとして, それをS_1とS_2とする。課題要求がない場合, どちらの刺激に注意が向けられるか（あるいは両方の刺激に向けられるか）は, ボトムアップ的処理機能の影響を受けるだろう。S_1が動いていて明るく大きく, S_2がそうでないなら, S_1を表象するユニットは活性化され, 一方S_2を表象するユニットは抑制性経路を通して抑えられる（つまりS_1に注意が向けられる）。しかし, 課題要求が, 動きがなく暗く小さいS_2を探し出すように提示されるならば, S_2を表象するユニットは活性化され, S_1を表象するユニットは抑制されるように働く（つまりS_2に注意が向けられる）。

この枠組みに基づいて, 反応群調節仮説を説明する方法は2通りある。反応群調節仮説によると, サイコパスの問題は, 行動へと導く「比較的自動的な過程」の障害であった。バイアス競合モデルを用いてこの考えを解釈する方法は, 第一に, ボトムアップ的な知覚過程の影響が, サイコパスでは減弱していると考えることである。この仮説から, 新たな興味深い推論が生まれる。例えば, サイコパスは, ポップアウト効果と呼ばれる, 視覚刺激が目に飛び込んでくるようにみえる現象に対して鈍感かもしれない。だが, こうした推測が反応群調節仮説の本質に適ったものかどうかはわからない。反応群調節仮説は, サイコパスが目的志向性の行動をしているときに問題を引き起こすことを強調する。しかしながら, ボトムアップ的知覚過程の機能減少は, 目的志向性の行動をしているかどうかに関係なく存在するはずである。

反応群調節仮説を解釈する第二の方法は, 注意のトップダウン

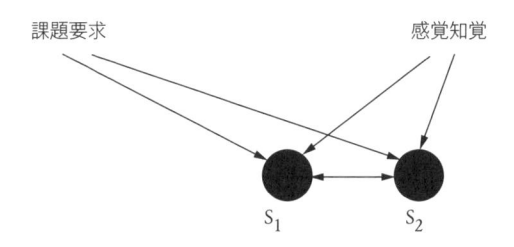

第5章 サイコパスの認知的仮説 99

課題要求　　　　　　　　感覚知覚

S_1　　　S_2

図 5-1　Desimone と Duncan [153] のモデルの簡略図。S_1 と S_2 のふたつの刺激が存在し，競合過程を生き残ることで注意が向けられる。これらの刺激の表象は，互いに抑制的に働く。

的自動制御の機能に関連する。バイアス競合モデルによると，どれだけ刺激が処理されるのか（すなわち注意が向けられるのか）は，どれだけ知覚システム内の競合過程を生き残るかで決定される。注意があまり向けられていない刺激が，どの程度競合過程を生き残るのかは，課題の負荷の大きさによって決まると考えられている[310]。難しい課題条件（重負荷条件）では，主ではない刺激の処理のなされ方次第で，ターゲット刺激についての目的志向的処理は致命的に混乱しかねない。したがって，トップダウン的過程によって，ターゲット刺激にしっかりと焦点が合わせられる。一方，あまり難しくない課題条件（軽負荷条件）では，主ではない刺激の処理のなされ方は，目的志向的処理にさほど影響を与えないであろう。したがって，注意が向けられていない刺激であっても生き残って処理されうる。例えば，視野の中心に単語が提示され，それが2音節かどうか決定する（重負荷条件）ことは，辺縁に提示された非ターゲット刺激が動いているかどうかの判断を難しくする。一方，中心の単語が大文字か小文字かどうかを決定

する(軽負荷条件)場合には,そうしたことは起こらない[421]。

反応群調節仮説の流れで述べると,サイコパスが目的志向性の行動をするときには,常に重負荷条件で課題を遂行しているような状態で,注意に関するトップダウン的な影響が強すぎるために,その他の刺激に対して注意を向けることができない,というように説明がなされる。つまり,ターゲット刺激に対して注意が向けられすぎるために,それ以外の刺激に対する反応が強く抑制され,刺激が処理の対象にならない。一見すると,こうした解釈は魅力的に映る。ストループ課題において干渉が減少する[367]のと同様に,この解釈によって,報酬に関連する刺激に目的志向性の注意が向けられすぎるために,罰に関連する刺激に対する情報処理が減少すると説明されるように思える[362,365]。

しかし,以上のような考え方では,語彙決定課題の結果(健常者が中性的単語より情動的単語に素早く反応するのに対して,サイコパスではそうでないこと)はうまく説明できない。ある文字列が意味ある単語をなしているかを判断するよう求められ,そこに注意が向けられていると(課題を達成するためには必要である),刺激は自動的に関連する情動的入力を活性化させる。しかし,この活性化は注意の機能ではなく,語連想に伴って必ず現れる機能である。事実,こうした活性化はより広範に生じる。競合する刺激の抑制が強化されると同時に,関連する情報の処理も強化される。単語がこの入力を活性化させないことを説明する唯一の方法は,注意とは別の文脈で考えることである。すなわち,サイコパスでは,情動連想の学習が深刻に障害されているとみなすことである。

さらに,サイコパスにみられるトランプ遊び課題で示された受

動回避学習や応答逆転の障害を注意の問題として説明することは，一見もっともらしいが正しくない。受動回避や応答逆転のパラダイムでは，罰に関連する情報は妨害のないところに提示される[362,365]。注意のモデル[153,310]によっては，競合する刺激がないのにもかかわらず情報に対して注意が向けられない（処理されない）理由が理解できない。罰の情報がサイコパスの行動に影響を与えないという事実から，サイコパスは罰の情報に対して注意を向けられないというよりは，そこから学習することができない，ということが強く示唆される。これは，後述する統合的情動システムによって説明できる[64,189,332,382]。

まとめ

反応群調節仮説は，様々な興味深いパラダイムを発展させてきた。しかし，今のところ注意作動仮説が，現代の注意に関する知見にどの程度合致するのかははっきりしない。

恐怖機能不全モデル

サイコパスに共通してみられる情動障害に関する主要な考え方のひとつは，恐怖行動を調節する神経生理学的システムに障害があるということである[125,175,189,217,332,345,380,394,494,495]。例えば，Cleckley[125,p.340]は「不安に感じたり，深刻に後悔したりすることができないようだ」と記している。恐怖機能不全仮説では，道徳的社会化は，罰を与えることによって獲得されると想定している[176,495]。要するに，健常人では罰を恐れ，その恐怖を罰につながる行動と関連づけ，そして学習の結果，そのような行動をとらないようになる

と説明される。サイコパスでは，罰に対する嫌悪条件づけが適切にできないために，罰につながる行動を回避することができないとされる。

恐怖機能不全仮説は，様々な実験的研究報告へと広がりをみせている。サイコパスについての初期の系統的研究は，実際，みな恐怖機能不全仮説に基づいている[331]。そして，恐怖機能不全仮説は，サイコパスが示す以下についての障害をうまく説明できる。嫌悪条件づけ[184,331]，脅威予期に対する自律神経反応[225,377]，視覚脅威プライミングに対する驚愕反射の増強[252,317]，受動回避学習[331,362]，応答逆転[347,365]などである。

しかし，こうした一連の研究が首尾よく進行する一方で，恐怖機能不全仮説に由来する様々な考えは，いくつかの問題に直面している。第一に，大体においてこれら様々な考えは，認知レベルでも神経レベルでも実際の証拠が示されていない。論文の著者たちは，恐怖システムを実証的にほとんど説明していないのである。例えば，想定されている恐怖システムには，どれだけの入力があり，入力に対して恐怖システムはどのように反応し作動するのか，示すことができていない。恐怖システムのなかで，サイコパスを説明するものとして比較的詳細に記述されているのは，行動抑制システムモデルだけである[217,218,344]。図5-2にこのモデルを示す。ここでは次のようなことが提唱されている。単一の恐怖システム，すなわち行動抑制システムが存在し，このシステムは罰をもたらす刺激に対して自律神経反応を生じ（古典的条件づけ），そして罰を受けうる刺激に反応するのを抑制する（道具的条件づけ）。

行動抑制システムモデルは，恐怖システムへの入力と出力がど

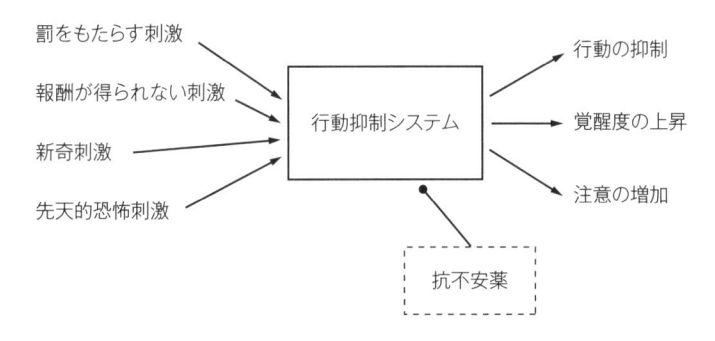

```
罰をもたらす刺激 ─┐                    ┌─→ 行動の抑制
報酬が得られない刺激 ─┤                  │
新奇刺激 ─────────┤→ [行動抑制システム] ├─→ 覚醒度の上昇
先天的恐怖刺激 ─────┘         •         └─→ 注意の増加
                              ┆
                          [抗不安薬]
```

図 5-2 Gray[216]が提唱した行動抑制システムモデル。左側から刺激が入力され，右側から出力される。抗不安薬は行動抑制システムに特異的に作用すると想定されている。許可を得てGray[216]のものを改変。

のようなものなのかある程度示している。しかしそこでは，恐怖機能不全仮説由来の様々な仮説が暗に前提としている主張，すなわち単一な恐怖システムが存在しているということが想定されている。けれども，このことから恐怖機能不全仮説の第二の問題が生じてくる。その他の実験研究によると，恐怖システムは単一なものとして存在するのではなく，恐怖という用語で一括して述べられているものの，そのなかには少なくとも部分的には分割可能で，ある特定の処理形態をなしている一連の神経システムが存在することが，強く示唆されている。例えば，嫌悪条件づけと道具的学習は，恐怖システムが関与していると考えられている処理形態である[332,380]。そして，嫌悪条件づけと道具的学習を司る神経回路は互いに分離可能であることが明らかになっている[287]。すなわち，扁桃体中心核が損傷されると嫌悪条件づけは障害されるが，道具的学習は行われる。一方，扁桃体外側基底核が損傷され

ると道具的学習は障害されるが，嫌悪条件づけは行われる．さらに，幼少期に扁桃体が損傷されると新奇恐怖（ネオフォビア）が大きく減少する．例えば，そうしたサルの乳児は，新しい物をまったく怖がらなくなる．しかし，同じく扁桃体に損傷のあるサルの乳児であっても，強度な社会恐怖を示すものもいる．すなわち，他のサルの乳児に対する恐怖反応が逆に上昇している[7,401]．こうした知見から，嫌悪条件づけ，道具的学習，社会恐怖は，「恐怖」システムのなかでも部分的に分離可能であることが強く示唆される．

恐怖機能不全仮説の第三の問題は，恐怖理論がサイコパスの示す非常に高度な反社会的行動を適切に説明できないことである．これまでにも何回か述べているが，サイコパスとは，激しくかつ頻繁な攻撃を含む道具的反社会的行動を示す障害である．そして，サイコパスは，目的を達成するために反社会的行動を用いることをいとわない[141,521]．このことは通常，サイコパスは，社会化できなかったために反社会的行動をとると解釈される[176,495]．

しかし，恐怖条件づけ反応が道徳的社会化に必須であるという考えに対しては，疑問が提示されている[51,69]．発達に関する報告によると，道徳的社会化は，恐怖条件づけ反応を用いることによってではなく，共感を引き出し育むことによって，より適切に達成されることが示されている[261]（第8章も参照）．例えば，厳格で権威主義的な，あるいは力でもって有無を言わせず，罰則でもって知らしめるという養育方法に比べ，教育的に行う（悪事を働いた場合，それが他人にどのような影響を与えるのかということに子供の注意が向くようにしむけ，そこから共感をうまく引き出す）やり方のほうが，より適切に道徳的社会性を身につけさせ

ることができる[35,36,264]。事実,共感は道徳的社会化を促進するが,恐怖は妨害するとの指摘がなされている[93,263]。教育法に関する多くの研究のレビューからは,罰則に基づく養育方法は,年齢に関係なく道徳的社会化に逆効果であることが示されている[93]。さらに言うならば,罰則に基づくやり方に有用性があるとしても,せいぜい子供が非行をしているときに無視しているよりはまだましであるという程度でしかないとされている。

加えるに,条件づけの理論およびデータによると,無条件刺激(US)と関係づけられることになる条件刺激(CS)は,USとの間に条件づけが生じやすいものである必要がある[155]。嫌悪条件づけを用いて社会化を果たすためには,ここでのCS(親が子供に嫌悪してほしいと考えている非行など)は,US(子供を叩く親)との間に条件づけが行われることが必須である。しかし,これは非常に難しい。家庭において罰則に基づく教育法を用いても,罰はほとんど非行の減少に寄与しない。このことは,嫌悪条件づけをしたいCSは,親の罰則というUSとあまり条件づけられないことを意味している。その代わりに,USと条件づけられるCSは,USを行う人というようになってしまいがちである。つまり,こうした家庭では,嫌悪条件づけは生じるが,USとCSの関係づけは,肉体的苦痛と反社会的行動というよりも,肉体的苦痛とそれを与えた親になってしまう。実際に,罰則に基づく教育法をとる家庭では,罰を受けた子供は非行(条件づけされにくいCS)をすることには恐怖を感じないが,罰則を受けそうな相手(条件づけされやすいCS)に対してしばしば恐怖を覚える[263]。

恐怖仮説の第四の問題は,この仮説自体の本質的な事柄に関連する。つまり,社会化は罰則によって達成されるに違いとい

う考え方自体である。もし健常成人が罰を恐れて反社会的行動を避けているのだとすると，健常な子供も同様に罰を恐れてあらゆる規則や非行を判断しているに違いないと考えられる。言い換えると，もしわれわれが授業中に話をすることと他人を叩くことの両方とも，罰を受けないようにするために避けるのだとするならば，このふたつの罪を区別する理由はない。しかし，第4章でも述べたように，健常な発達をする子供は，道徳（他者への影響から定義される）と慣習（社会秩序への影響から定義される）の違反を，36か月になれば区別することができる[465-467]。つまり，子供はすべての違反を同じようには判断していない。むしろ，他人に害を与える違反と単に社会秩序を乱すだけの違反を区別しているのである。

◈ まとめ

恐怖仮説は，これまでに相当の知見を生み出してきたが，現在はサイコパスの発症モデルとしては多くの問題に直面している。これは，恐怖機能不全仮説が誤っているというのではなく，むしろまだ十分に明確になっていないと考えるべきである。事実，第8章で説明するモデルは，多くの点において恐怖仮説の発展形とみなすことができる。きっと，そこで記述される認知神経科学的説明によって，恐怖のプロセスが十分に理解できるであろう。

暴力抑制機構モデル

道徳的社会化にとって共感性が重要な役割を果たすということが，サイコパスについての暴力抑制機構（VIM）モデルの元来の

土台になった[58,72]。このモデルは初期のものよりかなり変化してきたが，基本的には，ヒトを含めた多くの社会的動物は同種の動物が苦痛を受けていることを不快に感じるという現象に依拠している。実際，ネズミやサルなどでも，同種の動物が受けている不快な出来事を終わらせるような道具的反応（レバーを押したり鎖を引くなど）を示す[121,340,424,425]。例えば，ネズミがバーを押すことでひもに吊るされたネズミを地面に下ろすことができることを学習すると（ネズミにとってひもに吊るされることは苦痛な体験である），そのネズミは以後，レバーを押すようになる[425]。別のアカゲザルを用いた研究では，サルはまず，2本の鎖のどちらかを引くとそれぞれに対して異なった報酬を得ることができることを学習させられた。その後，報酬が大きいほうの鎖を引くと，目にみえるところで別のサルが電気ショックを受けるように課題が変更された。電気ショックの様子をみてからは，サルは15匹のうち10匹は，たとえ半分の報酬しか得られなくなっても電気ショックのない鎖を選ぶようになった。残りの5匹のうち1匹は5日間鎖を引かなくなり，もう1匹は12日間も鎖を引かなかった。高報酬だが電気ショックのあるレバーを押すことを特にやめさせる要因になったのは，刺激が聴覚でなく視覚的に与えられること，そのサル自身が電気ショックを受けた経験があること，電気ショックを受けるサルと親密度が高かったことであった[340]。

　ほとんどの人は，他人が示す苦痛をみることを避ける傾向があることが示されている[58,72]。つまり，人は他人の悲しみや怒りのシグナルによって打ちのめされる。こうして，他人に苦痛を与える行動をとる可能性を低下させるか（1964年にMassermanらがアカゲザルを用いた研究で示したように），他人の苦痛を取り除

く行動をとる可能性を高める（1962年にRiceとGainerがネズミを用いた研究で示したように）。大抵の人間は他人の苦痛を嫌悪する[24]。さらに，他人の悲しみや恐怖を示す手がかりが提示されると，それにより物理的攻撃[386]，財産争い[108]，攻撃的性行動[115]の可能性が減少する。

最も単純化すると，VIMは，苦痛の手がかりや他人の悲しみ・恐怖の表情によって活性化され，自律神経活動，注意，脳幹の脅威反応システムの活動（通常は体がすくんでしまう）を亢進させるシステムだと考えられている[58]（図5-3参照）。このモデルでは，道徳的社会化は，苦痛をもたらす行動（他人を叩くなどの道徳的違反行為）とそれによる機構の活性化が対になることで生じる[58]。道徳違反との間に関係づけが生じることが，その機構の引き金になる。健常に成長する子供は，まず他人の苦痛に対して嫌悪を抱き，そして社会化を通じ，他人に苦痛をもたらす行動を頭に思い浮かべることに対しても嫌悪するようになる。サイコパスではこのシステムに障害があり，他人に苦痛をもたらす行動がVIMの引き金にならないと考えられている[58]。

もともとは，VIMモデルは道徳的発達の必要条件となる認知モデルを詳述するものであった。そこでは，苦痛の手がかりをみることで，嫌悪の情動反応を生じさせるようなシステムが幼少期からすでに備わっていることが示唆されていた。そして，このモデルは既存のデータの多くをうまく説明できるものであった。例えば，そのモデルによって，なぜ人は道徳と慣習の違反の区別ができるのかが説明可能であった[467,500]。サイコパスは道徳と慣習の違反の区別ができないだろうと予測されていたが，事実それは確認されている[17,58,59,70,76,372]。この障害については，悲しみや恐怖の

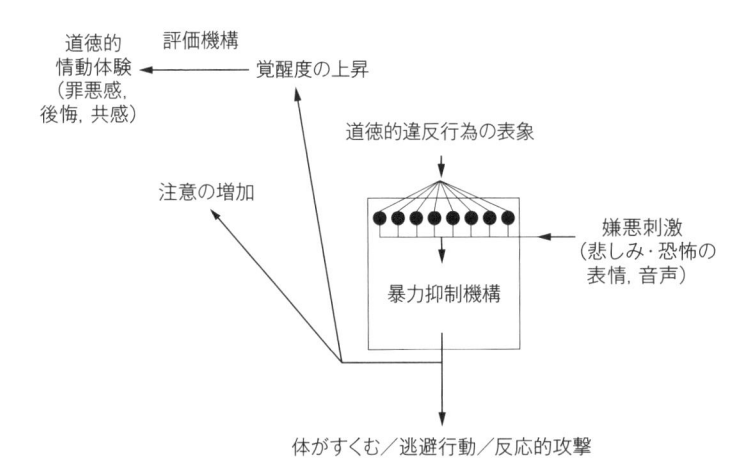

第5章 サイコパスの認知的仮説　109

図5-3 Blair[58]が提案した暴力抑制機構モデル。このシステムは，苦痛や苦痛と関連した刺激（道徳違反行為など）によって活性化される。脅威関連行動（体がすくむなど）を引き起こし，注意や覚醒度を高めると考えられる。

表情に対する反応性が悪いことと関連しているだろうと推定されていた。研究によって，サイコパスは他人の苦痛に対する自律神経反応が減弱していることが判明した[15, 61, 72, 266]。さらに，健常者に「犠牲者」のシーンをみせると恐怖システムが刺激され，それにより驚愕反射の増強を示すが，サイコパスではこのような影響がみられないことが明らかになった[317]。また，サイコパスは子供でも大人でも，悲しみそして特に恐怖の，顔や声の感情の状態についてのラベリングにおいてさえも障害を示した[75, 79, 478]。

しかしながら，VIMモデルはサイコパスの道具的反社会的行動をうまく説明し，モデルから導かれた様々な仮説を実験的に証明したが，それでも難問に直面している。というのは，反応群調節

仮説と恐怖仮説によってもたらされた多くのデータを説明できないのである。さらに，道徳観念や善悪の判断力の発達を成し遂げるうえで，生来の気質が社会化に与える影響についてのデータを説明できない。Kochanskaは，恐怖感情が気質として重要な役割を果たすことを強調した[289,290]。実際，様々な方法を用いて，恐怖心の強い子供は道徳や良心をより高次に発達させることを明らかにした[18,290,291,441]。また，Kochanskaは，子供の気質が異なる場合，異なった社会化の達成のやり方で道徳的発達を促す必要性を強調している[289,290]。こうした流れで，恐怖心の強い子供に対しては，母親が優しく接することでより道徳や良心の発達がもたらされることがわかった。一方で，「恐怖心の乏しい」子供に対しては，母子間の肯定的な側面（確かな愛着と母性的反応）をより引き出すという社会化の仕方を用いることで，良心の発達が促された[290]。

まとめ

VIMモデルはサイコパスが示す道具的反社会的行動をうまく説明できるが，一方で，サイコパスの多様な障害を説明できない。特に，VIMは反応群調節仮説と恐怖仮説に由来するデータの多くを説明できない。このようなことから，認知および神経レベルのモデルによる説明が発展した。それが，統合的情動システムモデルである。この発展モデルについては第7章で説明する。

総　括

3つの主なサイコパスの認知モデルについて論じることがこの章の目的であった。つまり，反応群調節仮説，恐怖機能不全仮説，

VIMモデルである。いずれのモデルも，新しく展開されたか元来は古いものであっても改良された，サイコパスについてのパラダイムに関連している。各モデルは新たな仮説を生み出し，それらの多くは実験的に確かめられてきた。しかし，どのモデルもサイコパスをまだ十分に説明できていないと思われる。反応群調節仮説は，サイコパスに関連する実験的なデータについては何とか説明できているが，サイコパス以外のデータに対しては大きな困難に直面している。サイコパスの理論は，システムの機能不全からどのように障害が生じるのかを説明するとともに，健常者の認知の理論としても同時に成立する必要がある。反応群調節仮説の注意に関する説明は，現在の健常者における注意の理論および実験データと合致しない。

　恐怖機能不全仮説も，様々な問題に直面している。行動抑制システムモデル以外については，理論に不明確な点が多すぎることが主な原因である。単一の恐怖システムが存在するのではなく，多かれ少なかれ相互に関連し合った集合体システムが存在することを示唆する最近のデータから考えると，これは大きな問題である。また，今のところ，恐怖反応に関与する神経構造を分離可能なものとして扱ったり，サイコパスの発症をうまく説明できる恐怖機能不全仮説から導き出される考え方はまだない。

　VIMモデルは，サイコパスにおいて道具的攻撃が現れることを十分に説明できる点で優れている。しかし，サイコパスの示す障害を十分に説明しきれておらず，サイコパスの機能障害に関するあまりにも多くの実験結果に対して，何の洞察も与えることができていない。

　まとめると，3つの認知的モデルはいずれも，サイコパスを完

全には説明できていない。第6章では，サイコパスの発症についての神経学的仮説について考察する。

第6章

サイコパスの神経学的仮説

　第5章では，サイコパスに関する3つの主な認知的仮説について論じたが，どれもこの障害を完全には説明しきれていないというのが結論であった。第6章の目的は，サイコパスの示す機能的障害に対して神経構造の側面から説明を試みているいくつかのモデルについて考察することである。ここでは，左半球活性化仮説[295]，前頭葉機能不全を基にした諸仮説[350,408]，ソマティックマーカー仮説[146]を紹介する。それぞれのモデルを順に考察していく。

左半球活性化仮説

　サイコパスについて，「言語における脳の左右の機能分化が不十分ないし異常であり，言語処理の際に左半球をあまり用いない」との仮説がこれまで立てられてきた[231, p.329]。1980年代の一連の研究からこうした仮説が生まれた。例えば，HareとJutai[231]は，被験者の左あるいは右の視野に単語刺激を与えた。被験者は，

ターゲットとなる単語刺激が,先行して提示された単語と意味的あるいは抽象的なカテゴリーにおいて合っているかどうかを判断するように求められた。驚くべきことに,刺激が右視野に提示された場合,サイコパスは抽象的カテゴリーでの識別が著しく困難であった。しかし,刺激が左視野に提示された場合には,むしろ健常者より成績が良かった。また,単なる単語が一致しているかどうかや意味的カテゴリーでの判断においては,左右の視野による有意な影響はみられなかった。

似た実験として,両耳異刺激聴課題を用いて,サイコパスと健常者に対し右あるいは左の耳に単語を聞かせ,それが何であったかを答えるように求めた[232]。サイコパスは健常者に比べ,右耳に単語が提示されたときに適切に返答することができなかったが,左耳の場合にはそうではなかった。この結果は,サイコパス傾向のある青年を対象とした実験においても再現された[411]。

こうしたサイコパスの「言語における脳の左右の機能分化が不十分ないし異常」仮説[231]から,左半球活性化(LHA)仮説が発展した[296]。この仮説によると,サイコパスでは,状態特異的に,すなわち左半球が選択的かつ特異的に活性化された状況下のみにおいて,認知処理の障害が現れるとされる。何らかの処理課題が与えられ左半球が十分かつ特異的に活性化されると,サイコパスでは,情報処理全般(すなわち特に左半球が関与しないものであっても)が損なわれるとされるのである[296]。Kossonによると,左半球の特異的な活性化は,与える課題(例えば,右手だけ動かさせたり,右視野により負荷をかけたりするなど)から副次的に生じた負荷によっても起こりうる。

Kossonは,ここまで述べた3つの研究[231, 232, 411]のデータはLHA

仮説を支持すると解釈しているが，実際はどの程度これらの研究がモデルに合致するのかは明らかでない。Hare と Jutai は，刺激が右視野に提示されたときにサイコパスは抽象的カテゴリーでの識別に著しい障害を示したが，左視野に提示されたときには成績が良いことを明らかにした。後者の結果については LHA 仮説では説明することができない。さらに，単語の一致や意味的カテゴリー判断では，視野による有意な影響はなかった。すなわち，LHA 仮説の主張とは違って，情報処理「全般」は損なわれていない。Hare と McPherson[296]，Raine[411] の結果からは，右耳に単語が提示された場合にサイコパスは適切に回答することができないということが示されただけである。つまり，この場合も情報処理全般が障害されていたわけではない。

　Kosson は，仮説を証明するために自らいくつかの研究を行っている[295,296]。あまりに複雑な課題でここでは十分に説明しきれないが，簡単に述べると，被験者に子音字，数字，そしてその両方から構成される 8 文字の文字列を提示した。Kosson の仮説に合致して，視覚的識別のために右手を用いた場合（すなわち左半球を活性化させる条件では），健常者と比べてサイコパスでは成績が悪かった。だが興味深いことに左手を使ったときには成績が良かった。しかしながら，これは Hare と Jutai の実験結果と同様で，LHA 仮説からは説明ができない。

　現在のところ，LHA 仮説の主な問題点は特異性がないことである。左半球を十分に活性化させると，大脳皮質全般の機能が損なわれる理由がよくわからない。左半球の活性化をどう定量化すればよいのかも不確かである。例えば，「左半球へのストレッサー」として，右手を動かさせることは右視野に刺激を提示する

ことと等しいと考えてよいのだろうか？ このように特異性が欠如している点において，このモデルの有用性は現在のところ限定的に考えざるをえない。

まとめ

サイコパスでは「言語における脳の左右の機能分化が不十分ないし異常である」ことが指摘されている。しかし，こうした知見の機能的意義を明確にすることは難しい（第9章でこの問題を再考する）。このような障害がサイコパスの発症に結びつく理由もはっきりとしない。現在のところ，この仮説から発展したLHA仮説についても，まだ改善の必要がある。左半球の過剰な活性化が，認知過程全般に影響を与えるという証拠はまだ十分ではない。

前頭葉機能不全仮説

前頭葉機能不全およびその結果生じる遂行機能不全は，長い間，反社会的行動と関連づけられてきた[31, 171, 206, 349, 407, 408]。こうした考えから，特にサイコパス，より一般的には反社会的行動は，前頭葉機能不全に由来するという仮説が生まれる[206, 349, 408, 409]。これらの仮説は以下の3種類のデータから導かれる。

1) 前頭前皮質に後天的に外傷を受けた患者についてのデータ
2) 反社会的行動をとる人々の神経生理学的研究に基づくデータ
3) 反社会的行動をとる人々の神経画像研究に基づくデータ

特にサイコパス，より一般的には反社会的行動について，これ

ら3つのデータが示す意味について順に論じていく。

前頭前皮質に後天的に外傷を受けた患者についてのデータ

　前頭前皮質に後天的に外傷を受けた患者が，感情や人格の変化を来して，多幸，失感情，現在・未来への関心の欠如，攻撃性の増加などを示すことがあまた報告されている[248, 483]。しかし，これら患者群は，道具的攻撃ではなく反応的攻撃を著明に表すということに留意することが重要である[13, 67, 101, 211, 384]。後天的な外傷が，ごく幼少期に受けたものであっても，このことは当てはまる[13, 384]。また，図6-1に示すように，前頭前皮質は皮質全体のほぼ半分に相当し[197]，様々な情報処理に関係することが指摘されている[21, 100, 330, 385, 428]。大まかに言うと，前頭前皮質は一般的に，背外側，眼窩，内側に分けられる（図6-1参照）。攻撃性の増加を示した患者の外傷部位を分析すると，（反応的）攻撃を調節しているのは，眼窩（腹側）および内側前頭前皮質であって，背外側前頭前皮質ではないことがわかった[146, 211, 512]。

　これら神経学的研究からふたつの重要な知見が得られる。第一に，眼窩前頭前皮質に後天的に外傷を受けた患者群は，たとえそれが幼少期のものであっても，示す症状はサイコパスとは本質的に異なっている。このことはサイコパスの病態を前頭葉機能不全によって説明することが誤りであると必ずしも立証するものではないが，現在わかっていることをさらに押し進めてより明確にする必要がある。第二に，これらデータから，眼窩（腹側）および内側前頭前皮質の障害が反社会的行動の危険性を高めるということが強く示唆される。これについては，第7章で再び考察する。

反社会的行動をとる人々の神経生理学的研究に基づくデータ

反社会的行動をとる人々は，遂行機能検査で成績が悪いことを示すデータが数多く存在する[以下のレビュー論文を参照, 280, 350, 354, 385]。しかし，これらの文献では，前頭前皮質の機能局在や遂行機能の諸要素をほとんど考慮していない。実際には，ウィスコンシンカード分類検査（WCST）や統制発語連合検査（COWAT）など，背外側前頭前皮質（DLPFC）と一般的に関連すると考えられている遂行機能検査を用いた研究が多い。前述の神経学的研究によって示されたように，（反応的）攻撃を調節するのは眼窩（腹側）および内側前頭前皮質であるので，このことは問題をはらんでいる[146, 211, 512]（第7章を参照）。

では，反社会的行動をとる人々にDLPFCと関連する遂行機能障害がみられることを，どう説明すればよいのだろうか？ ふたつの可能性が考えられる。まず，行為障害（CD）／サイコパス傾向と注意欠陥多動障害（ADHD）は有意に合併することに留意する必要がある（第2章参照）。ADHDは右側のDLPFC-前頭前野-線条体システムの機能不全と関連があることがこれまでに指摘されている[112, 201]。そして遂行機能検査で顕著に成績が悪い[25, 385]。したがって，反社会的行動と遂行機能障害との間に関連がみられるのは，反社会的行動をとる者のなかにADHDの患者群が混じっているためである可能性がある。ADHDの病理自体が反社会的行動につながっていなくても，ADHDは反社会的行動へと結びつく機能不全のリスクファクターになりうる（第9章参照）。事実，こうした考えに合致して，PenningtonとOzonoff[385]は，ADHDが併存していないCDの患者群では遂行機能障害がみられないことを研究により明らかにした。

第6章 サイコパスの神経学的仮説 *119*

運動皮質

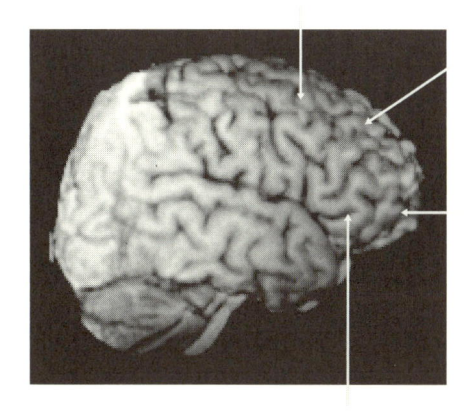

背外側前頭前皮質

眼窩前頭前皮質

腹外側前頭前皮質

帯状皮質

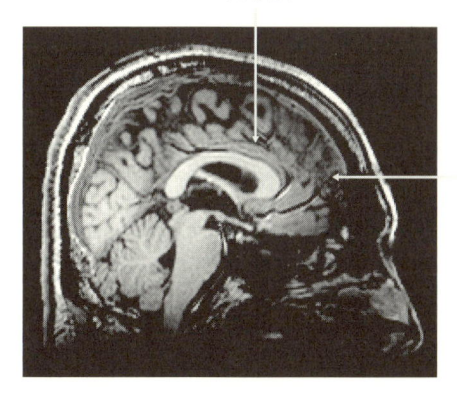

前頭極

図6-1 上：前頭葉のふたつの下位領域：背外側前頭前皮質と眼窩前頭前皮質．下：前頭葉の3つめの領域である内側前頭前皮質（前帯状回とそれを取り囲む皮質で構成されている）

もちろん，DLPFCと関連する遂行機能障害と反社会的行動の関係は，実は，これらの遂行機能検査がより広い遂行機能の障害をとらえているとも考えることができる。DLPFCの障害の程度が大きい者は，眼窩および内側前頭前皮質に関連する遂行機能も大きく障害されているのかもしれない。この説明によると，DLPFCに関連すると考えられている遂行機能障害と反社会的行動との関係は，因果的なものではなく，単に相関を示しているだけに過ぎないということになる。

　要約すると，遂行機能と反社会的行動との関連を示す明らかなデータが存在する。しかし，その関連が因果的な意味を持っているかどうかについては疑問の余地がある。では，サイコパスは遂行機能と関連があるのだろうか？　単に反社会的な人々とは違って，サイコパスでは背外側前頭前皮質と関連する遂行機能不全を示す所見は得られていない[280, 308, 347]。サイコパスは，WCST[308]，COWAT[442, 470]，次元内／次元外（ID/ED）課題のED移行学習[347]では問題を示さない。しかし，眼窩前頭前皮質と関連する検査では遂行機能不全を示す。例えば，プルテウス迷路課題，go/no-go課題，またID/ED課題やトランプ遊び課題のような応答逆転／消去課題などである[308, 347, 367, 442]。つまり，サイコパスは前頭葉機能不全を確かに呈するが，それはDLPFCではなく眼窩前頭前皮質に選択的なものである。

反社会的行動をとる人々の神経画像研究に基づくデータ

　一連の画像研究から，攻撃的な人々に前頭葉の機能低下がみられることが示唆されている[145, 210, 413, 415-418, 454, 513, 514, 527]。例えば，VolkowとTancredi[513]は，陽電子放射断層撮影（PET）を用いて，反応的

に暴力を示す4名の精神障害者を対象に安静時の脳血流（CBF）を調べた。そのうち2名に前頭葉でのCBFの低下がみられた（4名全員に左側頭葉でのCBFの低下があった）。追跡調査によって，Volkowら[514]は，8名の反応的暴力のみられる精神障害者と8名の健常対照群にPETを用いて安静時CBFを調べた。その結果，暴力を示す患者群では，内側側頭葉および前頭前皮質でCBFが低下していることが明らかとなった。

Raineら[413,415]は，精神障害による心神喪失が申し立てられている殺人者と条件を合わせた対照群に対して，何らかの作業課題を行わせているときのCBFをPETを用いて調べた（1994年および1997年の研究において，それぞれN=22とN=41）。その結果[413]，殺人者の前頭前皮質でCBFが低下していることがわかった。また，Raineら[415]によると，殺人者では，前頭前皮質，上頭頂回，左角回，脳梁においてCBFが低下し，また，扁桃体，視床，内側側頭葉において有意な活動の左右差（左半球の低下）がみられることを明らかにした。さらに，Raineら[418]は，PCL-Rのスコアの高い人々の前頭前皮質の白質と灰白質の体積を測定し，2名の健常対照群と比較した。その結果，PCL-Rのスコアが高い群では，（白質でなく）灰白質の体積が減少していることがわかった。

しかしながら，これらの研究には問題がある。VolkowとTancredi[513]，Raineら[413,415,416,418]の研究では，暴力的な人々のなかに脳の器質的損傷がある者が含まれており（これらの研究のなかには，50％以上に該当するものもある），またRaineらの研究には統合失調症の患者が含まれている。攻撃性を示すかどうかに関係なく，前頭葉に器質的損傷があれば前頭葉機能の低下がみられるだろう。また同様に，統合失調症には前頭前皮質の委縮がみら

れることが指摘されている[440, 460]。したがって，上記研究で報告された血流異常は，単に脳の器質的損傷あるいは統合失調症があることが影響しているだけかもしれず，攻撃的行動と関連があるのかないのかはっきりしない。興味深いことに，Wongら[527]は，暴力を繰り返す統合失調症患者20名と，条件を合わせた暴力のみられない統合失調症患者10名に対し，PETを用いて安静時CBFを測定するとともにMRIを用いて構造的異常について調べた。その結果，機能的にも構造的にも，2群間に差はみられなかった。また，より新しい研究によると，Ⅰ軸の病理および脳の異常を除外し，衝動性と攻撃性のみられる人格障害（PD）の男性患者群を調べたところ，健常者と比較して，側頭葉の体積は20％少なかったが，前頭葉には差がみられなかった[162]。

さらに言えば，これまでのデータからは[146, 211, 512]，（反応的）攻撃の調節を行っているのは眼窩（腹側）と内側前頭前皮質だけであることが指摘されているのにもかかわらず，多くの研究では前頭葉の下位区分を考慮して調べていない。だが，前頭葉の下位区分を分けて調べた研究がふたつ存在する。まず，Dolanら[162]は，衝動的・攻撃的な男性PD患者群において内側前頭前皮質の体積が減少していることを明らかにした。ふたつめの研究では，17名の人格障害（反社会性，境界性，依存性，自己愛性）患者と43名の健常被検者を対象に，PETを用いて安静時CBFを測定した。攻撃性（ほとんどが反応的）の既往とCBFの相関を調べると，眼窩前頭前皮質（BA47）の血流が低下していることがわかった[210]。

サイコパスに関する神経画像研究も増えてきている[285, 303, 359, 418, 454, 472, 490, 504]。構造画像研究としては前述したように，Raineらが，PCL-Rのスコアの高い群では，前頭前皮質の（白質でなく）灰白

質の体積が減少していることを明らかにした。Soderstromら[472]は，自らの仮説に基づいて定めた関心領域（ROI）における血流量（rCBF）とPCL-Rのトータルおよび下位項目のスコアとの相関を調べた。その結果，冷淡さや情動の欠如など対人関係面の指標である因子1と，前頭葉および側頭葉の血流量との間に強い負の相関があることがわかった。つまり，冷淡さや情動の欠如などの特徴が高くなればなるほど，前頭葉と側頭葉の血流量が落ちていた。

しかし，これらふたつの研究には問題がある。前述したように，Raineら[418]の研究には交絡因子が含まれている。つまり，サイコパス傾向のある人々の33％に統合失調症スペクトラムがみられた。Soderstromら[472]の研究に関しては，被験者はすべて，精神鑑定の対象者であった。つまり，これらの対象者は，脳に器質的異常がないかどうかに大きな関心が寄せられているケースが選ばれていた。したがって，この研究での症例は，サイコパス傾向を示す人々の典型ではない可能性がある。さらに，ここでは多重比較による統計的補正がまったくなされていない。このことは，しばしばみられる方法論の一般的な問題であるが，この研究ではその他のいくつかの影響，特に前頭葉の影響をあまりに小さく考えすぎていることが特に問題である。

これらふたつの研究では，前頭葉全体を一括して扱っており，前頭葉を構成する領域を区分していないことも問題である。Laaksoら[303]は，前頭前皮質を背外側，眼窩，内側面に区分し，II型アルコール依存を合併したサイコパス傾向のある人々で精神病症状のない男性暴力者24名と，年齢をマッチさせた33名の男性コントロールを比較した。サイコパス傾向のある者では，左側

の3領域すべてにおいて有意に体積が小さかったが，教育年数およびアルコール依存の罹患期間を統制するとその差は消失した。

機能画像を用いたものについて，4つの研究をみてみよう[285,359,454,504]。Mullerら[359]は，ポジティブおよびネガティブ情動を喚起する写真に対するサイコパスの神経活動を調べた。Schneiderら[454]は，PCL-Rのスコアの高い者に対して，嫌悪条件づけを行っている間のrCBFを調べた。驚くべきことに，これらふたつの研究ではともに，サイコパスは健常者と比べて前頭葉が活性化されていた。しかしながら，Schneiderら[454]は，サイコパスは嫌悪条件づけ自体も強くなされていたと報告していることに留意すべきである。この知見は，先行研究に一致しない（第4章参照）。サイコパスに情動学習の問題があることは明白である[331,362,365]。さらに，彼らは社会恐怖を呈する人々についても非常に似通った所見を示したと報告している[453]。社会恐怖の人々は，サイコパスとは対照的な特徴をしばしば示す。したがって，これらの結果の解釈は留保すべきである。実際に，Veitら[504]は，サイコパシー，社会恐怖，健常の人たちに対して嫌悪条件づけに関する似たような研究を行ったが，サイコパスではCS+sに対して眼窩前頭前皮質，前帯状回の機能低下がみられたが，社会恐怖の者はこの領域でむしろ活動が上昇していることを示した（図6-2参照）。さらに重要なことに，Veitら[504]の研究では，嫌悪条件づけが起こっているのか確認するために，CS+sとCS-sに対する自律神経反応を記録していた。その結果，サイコパスではその反応が微弱であることがわかった。Kiehlら[285]は，サイコパスおよび対照群に情動記憶課題を行わせた。その結果によっても，サイコパスでは前帯状回の活動が低下していることが示された。

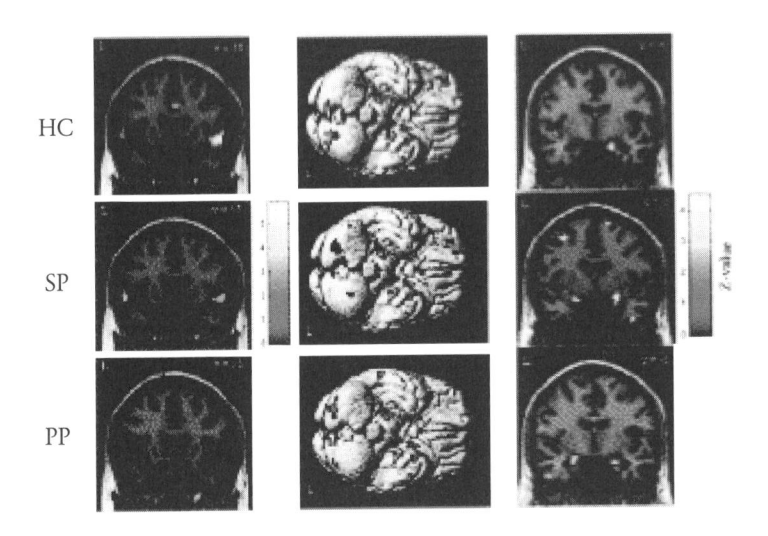

図 6-2 眼窩前頭前皮質における CS+s と CS-s の活動の違い。健常群，社会恐怖の患者群，サイコパス（p<0.01 多重補正なし）。Veit ら[504]より引用。
カラー図版：http://www.seiwa-pb.co.jp/search/bo05/photo.html

つまり，サイコパスの前頭葉の活動については知見が一致していない。健常者と比べてサイコパスでは，一般的に前頭葉の活動が亢進しているとする研究がふたつある一方で，他のふたつは低下していると報告している。しかしながら，Schneider ら[453]の研究や，これまでに述べた神経心理学的研究の結果から考えると，サイコパスに眼窩および内側前頭前皮質の機能的障害があることは確かであるように思われる。

結 論

前頭葉機能障害が攻撃性を高めうるということについては，信

じるに足る根拠が存在する。眼窩および内側前頭前皮質の損傷患者は攻撃性をしばしば示すし，攻撃的な人々には一般的に遂行機能障害がみられ，安静時においても前頭葉の活動が低下している。

しかしながら，前頭葉仮説自体が，まだまだ曖昧である。例えば，前頭前皮質の下位構造や遂行機能の諸要素，あるいは行動レベルでは，反応的・道具的攻撃の区別がなされていない。さらに，前頭葉仮説によっては，前頭前皮質が司る機能が障害されると，なぜ攻撃性のリスクが高まるのかということについての詳細な認知的説明を加えることができない。以下に示す様々なデータは，前頭葉仮説の限界を示している。第一に，前頭葉による説明は，反応的攻撃についてはうまくできるが，道具的攻撃についてはそうではない（第7章参照）。つまり，前頭葉損傷患者は，反応的攻撃は示すが道具的攻撃は示さない。第二に，背外側の遂行機能障害は反応的な反社会的行動と関係しているだろうが，それは単に相関的なものであり因果的なものではない。背外側の遂行機能障害と反応的な反社会的行動との関連はおそらく，背外側の機能障害を持つ者は，腹内側および眼窩前頭前皮質の機能障害も合併していることを反映している。腹内側・眼窩前頭前皮質の機能的障害は，反応的攻撃のリスクの増大の原因である[13, 67, 211, 384]。第三に，サイコパスに関しても，この障害が眼窩および内側前頭前皮質の機能的障害と関連しているとみなす根拠がある。サイコパスは，眼窩前頭前皮質が重要な役割を果たすことが知られている応答逆転において成績が悪い。さらに，情動課題を遂行中に眼窩および内側前頭前皮質の活動が低下していることが指摘されている。この機能不全とどの程度因果関係があるのかについては第8章でより深く考察する。

結論としては，前頭葉機能不全がなぜ反応的攻撃／サイコパシーを高めるのかについての答えを見つけ出すためには，今後かなりの研究を行う必要がある。前頭前皮質の機能不全がこうした問題を生じさせるメカニズムを適切に説明できているものはあまりない。しばしば，前頭葉機能不全によって，"抑制"の低下あるいは抑制メカニズムの機能不全が引き起こされるといった言い方がされる。しかしながら，そのような主張では，前頭前皮質からより後頭のシステムへの抑制性回路が存在しないものについては解釈ができない。機能理論を具体的に記述し，そのメカニズムの障害によって反社会的行動が生じることを説明しようとするひとつの考え方が，ソマティックマーカー仮説である。これを以下に論じる。

ソマティックマーカー仮説

Damasio らによると，腹内側前頭前皮質（眼窩および内側前頭前皮質）は集積所としての役割を果たし，事実に基づく知識と生体調節の状態との間の連関形成に関与している[40,146]。情動的に重要な意思決定がなされようとしているとき（報酬および／あるいは損失に関する決定など），生体調節（身体）の状態は，有効な選択肢に対して，自動的に近づいたり遠ざかったりするバイアスとして機能するように情動反応を引き起こす。要するに，身体的フィードバックあるいは"ソマティックマーカー"は，ある選択が良いのか悪いのかについての分類を自動的に行い，それによってある特定の反応が生じる可能性に影響を与える。こうした素早い分類は，"ソマティックマーカー"が体性感覚皮質に伝達される

流れ,すなわち"体性ループ"を経由して発生するが,身体が迂回され,再活性化シグナルが体性感覚野に伝達される流れ,すなわち"あたかも体性ループ"を経由しても生じる。どちらのループによっても,体性感覚野は,選択-結果についての推論を抑制するような適切なパターンを採用する。簡単に言えば,体性感覚のパターンが一連の流れが良いのか悪いのかの判断を行い,特定の選択-結果の対に素早く拒否／承認ができるようになる。

　ソマティックマーカー仮説に関連してふたつの重要な発見がなされた。まず,腹内側前頭前皮質の損傷患者は,視覚的に提示された社会的な意味を持つ刺激（災難,身体の切断,裸体像など）を受動的にみせられたとき,自律神経反応を示さない[147,148]。受動的にみる条件では,ただ単に写真を眺めることを要求される。しかし,こうした患者群でも能動的にみる条件においては,同じ刺激に対して適切に自律神経反応を示す。これは,絵を描かせるなどの教示を与え,注意を向けさせることで達成される。次に,腹内側前頭前皮質の損傷患者は,4組のトランプ遊び課題で成績が悪い[38,39,41]。この課題では,被験者にトランプの山が4つ提示される。そのなかで,ふたつの山は報酬は高いが罰金も高く,選び続けると損をするようになっている。残りのふたつの山は報酬は低いが罰金も低く,選んでいくと最終的には得をする。被験者は,報酬は高くても全体としては損な山を避け,報酬は低くても全体的には得をする山を選ぶように学習する必要がある。健常被験者の場合,不利な山を選択する前に皮膚電気反応を示し（ソマティックマーカーが警告を発する）,報酬の低いほうのトランプの山を引くようになる。一方,腹内側前頭前皮質の損傷患者では,不利な山を選択する前に皮膚電気反応が示されず,不利な山

を引き続ける結果になる。

　ソマティックマーカー仮説は，かなり注目を浴びている。しかし，この仮説も，反社会的行動を一元的に説明しようとするその他の仮説と同様の問題に突き当たる。それは，道具的攻撃と反応的攻撃の違いをどう説明するのかという点において明確でないことである。とは言うものの，DamasioとBecharaは，腹内側前頭前皮質の機能に関する理論を発展させたのであって，攻撃性のモデルを作ったのではない。しかしながら，Damasioは特に，サイコパシーは"後天的ソシオパシー"のモデルの延長で説明しうると主張している[146,147]。けれども，腹内側前頭前皮質の損傷患者のデータからは，この脳部位は，反応的攻撃には関係しているが，道具的攻撃には関わっていないことが示唆されている[13,67,211,384]。腹内側前頭前皮質損傷と反社会的行動の関連を論じる際には，これら損傷患者には，道具的攻撃ではなく反応的攻撃が高率にみられるという事実をよく考える必要がある。ソマティックマーカー仮説を基にすると，このシステムに障害を持った患者が，どのようにして2種類の攻撃性のうちひとつを示すのかがはっきりしない。

　ソマティックマーカー仮説からは，サイコパスは，4組トランプ遊び課題で成績が悪いとともに，社会的刺激の視覚提示に対して自律神経反応の減弱がみられることが推測される。だが，サイコパスの子供や成人は4組トランプ遊び課題では成績が悪いが[74,347]，社会的刺激の視覚提示に対して自律神経反応は減弱していない[61,72,317,381]。要するに，サイコパスは，4組トランプ遊び課題では成績が悪いが，ソマティックマーカーは発生しているようである。

　このモデルにおける反応的攻撃について言えば，「誰かを叩いたりすると，そのため後で罰を受ける」といったような形で，選

択-結果という対が活性化されると考えられる。健常者では,人を叩くと罰せられるという知識と,罰に対して感じる情動的不快感との間に連関が形成される。そして,それに基づいて生じるソマティックマーカーによって,他人を叩いたりしないように導かれる。しかし,もしソマティックマーカーに障害があるのならば,適切に行動を誘導することができなくなる。道具的攻撃についても同様の選択-結果という対が想定されるが,この脳部位の損傷患者において道具的攻撃が高まるという知見は得られていない。

まとめ

ソマティックマーカー仮説は腹内側前頭前皮質の機能に関する興味深いモデルである。しかし,この仮説によって攻撃性や反社会的行動を解釈するまでには至っていない。サイコパスの示す行動について,この仮説による予測は,部分的にしか当たらない。さらに,4組トランプ遊び課題の結果からは,サイコパスではソマティックマーカーが適切に機能していないことが示唆されるが,その他のデータからは,ソマティックマーカーが生じていると考えられる。より理論的な議論では,ソマティックマーカー仮説は多々批判されている[437,492]。特にわれわれの立場からすると,この仮説が反応的／道具的攻撃をどの程度説明できるのかという点において疑問が残る。

総　　括

サイコパスの示す機能的障害に対して,神経構造の側面から説明を試みている3つのモデルについて考察することがこの章の目

的であった。3つのモデルとは,左半球活性化仮説[295],前頭葉機能不全を基にした諸仮説[350, 408],ソマティックマーカー仮説[146]であった。

いくつかの確かな結論が引き出せたと思われる。まず,サイコパスでは「言語における脳の左右の機能分化が不十分ないし異常である」と考えられるが,このことがサイコパスの発症の原因ではなさそうである。

前頭葉仮説については,前頭葉機能不全が攻撃性を高めうるということは明らかである。しかし,先行文献を基に考えると,これら仮説についてはより詳細に検討を行う必要がある。第一に,前頭葉による説明は,反応的攻撃についてはうまくできるが,道具的攻撃についてはそうではない。第二に,背外側の遂行機能障害は反応的な反社会的行動と関係しているだろうが,それは単に相関的なものであり因果的なものではない。一方,腹内側・眼窩前頭前皮質の機能的障害は,反応的攻撃のリスクの増大の原因である。第三に,サイコパスに関しても,この障害が眼窩および内側前頭前皮質の機能的障害と関連していると考える根拠がある。この機能不全とどの程度因果関係があるのかについては第8章でより深く考察する。第四に,前頭葉損傷がなぜ反応的攻撃／サイコパシーを高めるのかについての答えを見つけ出すためには,今後かなりの研究を行う必要がある。ソマティックマーカー仮説はその答えのひとつになりうるが,しかし今度は,この仮説は道具的攻撃を説明するのにほとんど役に立たない。

以下のふたつの章では,反応的および道具的攻撃に関するモデルを論じていく。

第 7 章

反応的攻撃の認知神経学的仮説

　第5章および第6章では，サイコパシー／攻撃性に関するいくつかの認知的／神経学的モデルについて論じた。しかし，これらの説明の多くに伴う問題は，攻撃性を一元的な現象とみなし，攻撃性の高い人々は同様の病理を有しているということを，初めから前提にしていることであった。そして，反応的攻撃，道具的攻撃の表出について，その特異性を考慮に入れて説明しようとしたものはほとんどない。反応的攻撃と道具的攻撃の両方を示す人々についての説明と区別して，反応的攻撃だけを顕著に表す人々についてのモデルを作りだそうとする試みも非常に少ない。この章の目的は，反応的攻撃の原因を考察し，人の反応的攻撃性を高めうる病因について記述することである。そのあとに，道具的攻撃／サイコパシーの原因について第8章で論じる。

　反応的攻撃は，哺乳類の動物が脅威に面した際に示す究極の反応と考えられる。哺乳類が脅威に対して示す反応には，段階がある。人間を含めて哺乳類は，脅威から距離がある場合には停止

し，近くなってくると逃走し，逃げられないほどの恐怖に対したときには爆発的な攻撃（反応的攻撃）を示す[80]。

ここで重要なのは，反応的攻撃それ自体に何か問題があるわけではないということである。実際に，強い脅威刺激に直面した場合に，反応的攻撃を示すことは適応的行動になりうる。しかしながら，通常はさほど強い脅威とも思われない刺激に対して反応的攻撃が表出されると，それは不適応とみなされ，臨床的にも問題になってくる。例えば，あなたが誰かに暗い路地裏に追いつめられて反応的攻撃を示したとしても，それは適切である。しかし，路上でたまたまちょっとぶつかってしまった人に対してあなたが反応的攻撃を表すならば，適切とは言えない。爆発的な攻撃は，同様の神経学的構造によって介されていると考えられている。しかし，後者における攻撃性は，その構造においてコントロールができなくなってしまっていることが示唆される。この章では，この制御不能がいかに引き起こされるのかについて考えていく。

基 本 構 造

反応的攻撃は，哺乳類が欲求不満や脅威となる出来事に面した際にみせる，究極かつ自然な反応である。これは，あらゆる哺乳類において共通の神経回路を介している[219,378]（図7-1参照）。この回路は，脅威に対する基本的かつ多段階の反応からなる。この神経構造は，扁桃体の内側部から主として分界条を走行して内側視床下部に至り，さらに中脳水道周囲灰白質（PAG）の背側側に到達する。そのシステムは，階層構造をなしている。つまり，扁桃体からシグナルが送られたとしても，内側視床下部あるいは

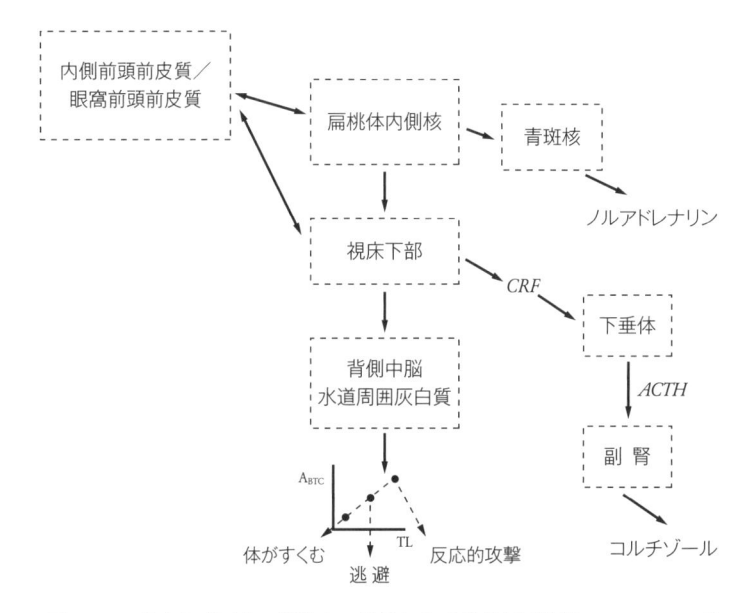

第7章 反応的攻撃の認知神経学的仮説　*135*

[図：基本脅威反応に関連する神経および神経伝達物質のシステムを示すフローチャート。内側前頭前皮質／眼窩前頭前皮質、扁桃体内側核、青斑核（→ノルアドレナリン）、視床下部（→CRF→下垂体→ACTH→副腎→コルチゾール）、背側中脳水道周囲灰白質が矢印で結ばれ、下部にグラフ（縦軸 A_{BTC}、横軸 TL）で体がすくむ・逃避・反応的攻撃が示されている。]

図7-1 基本脅威反応に関連する神経および神経伝達物質のシステム。脅威の強さ（TL）と基本脅威回路の活性水準（A_{BTC}）の関係を単純な線形でグラフとして示した。グラフ上の点は，脅威関連行動を起こすためにどの程度基本脅威回路を活性化しなければならないかを表している。

PAGが適切に機能していなければ攻撃性は表出されないが，PAGからシグナルが送られる場合，攻撃性は扁桃体の機能状態とは関係しない[23, 219, 378]。したがって，図7-1からわかるように，扁桃体が損傷を受けていても，PAGの神経を刺激すると，反応的攻撃は引き起こされる。しかし，PAGに損傷がある場合，扁桃体を刺激しても反応的攻撃は引き起こされない。このシステムは，脅威に対する反応の程度を調節している。脅威に面した動物がどのような反応を示すかについては，Blanchardらの研究で明快に

記述されている[80]。相手が遠く,脅威刺激が弱い場合には,身動きができなくなる。相手が近くて,刺激が強くなると,動物はそこから逃げだそうとする。脅威刺激が接近していて逃げることができないほど刺激が強いとき,反応的攻撃が生じる[80]。

図7-1にはまた,ストレス／脅威に応答し,反応的攻撃に関与していると思われるふたつの重要な神経化学的経路を示した[116,190]。

第一は,視床下部‐下垂体‐副腎(HPA)経路である。ストレスがかかると,視床下部の室傍核(PVN)から副腎皮質刺激ホルモン放出因子(CRF)が放出される。CRFはPVNのニューロンから下垂体前葉に注ぐ門脈の血流に放出され,次に,副腎皮質刺激ホルモン(ACTH)が下垂体にて合成・放出される。その結果,副腎からのコルチゾール放出が増加する。コルチゾール濃度が高くなると,ネガティブフィードバックを通して,PVNの段階でCRFとノルエピネフリンの合成が減少し,それによってPVNの働きが抑制される。

第二は,ノルアドレナリン神経系である。扁桃体の中心核において,CRFニューロンは2番目に多い。これらのニューロンは青斑核に投射し,その結果,この上行ノルアドレナリン系の末端からのノルアドレナリンの放出を増加させる。

基本構造の制御

図7-1に示したように,前頭前皮質領域,特に眼窩,背外側,内側前頭前皮質(図6-1も参照)は,脅威に対する反応を司る基本回路の制御に関与している。この制御システムが障害されると,この回路の調節ができなくなる。第6章でもみたように,動

物およびヒトに関する神経心理学的研究によると，前頭前皮質は反応的攻撃を仲介する皮質下回路の調節を行っていることが示唆されている[13,211,219,378,384]。内側および眼窩／腹外側前頭前皮質の損傷は，小児期であれ[13,384]，成人期であれ[211]，ヒトの反応的攻撃の表出のリスクを増大させる。神経画像データからも，反応的攻撃を呈する患者群では，前頭葉機能が低下していることが明らかになっている[416,471,513,514]。これらの文献によると，高度な反応的攻撃を示す患者では，腹外側前頭前皮質が特に障害されていることが示唆されている[210]。

内側，眼窩，腹外側前頭前皮質は，反応的攻撃を仲介する皮質下回路の調節に，少なくともふたつのプロセスで関与している[66]。第一に，期待報酬を算定し，その期待通りであったかどうかを評価する[438]。欲求不満は，長いこと反応的攻撃の表出と関連づけられてきた[45]。期待する報酬を得るために行動したのにもかかわらず，それが得られなかった場合に，欲求不満となる。強化された期待が得られなかった場合，内側，眼窩，腹外側前頭前皮質は，その状況を解消すべく機能する。したがって，これらのシステムが障害されると，より欲求不満に陥りやすくなる。

第二のプロセスは，社会認知の構成要素とみなすことができる。眼窩前頭前皮質のニューロンは，われわれが呼ぶところの社会的応答逆転システム[67]によって活性化される。このシステムは，社会認知および反応的攻撃の調節にはきわめて重要だが，期待報酬が得られたかどうかの評価に関するシステムとは別のものである[62,67]。社会的応答逆転システムは，以下の要因によって活性化されると考えられている。(1) 社会的嫌悪刺激（否定的感情表出：嫌悪，恐怖，悲しみ，そして特に怒り），(2) 社会的に認め

られない状況。以上から示唆されるのは，このシステムは一般的行動上の反応，特に反応的攻撃を調節しているということと，その調節は集団内における自分の立場に影響を受けるということである。具体的には，集団のなかで地位の高い者が怒りを表出する場合，反応的攻撃は抑制され，道具的行動に取って代わられる。一方で，地位の低い者が表出する怒りは，反応的攻撃を引き起こす皮質下回路網の活性化をもたらす。実際に，霊長類を対象とした研究データから，集団内における地位によって反応的攻撃の表出が影響されることが明らかになっている。それによると，興奮した動物は，自分より弱いものにはその怒りをぶちまけるが，強いものに対しては衝突を避けることが知られている[6]。

応答逆転と社会的応答逆転のシステムの共通点を図7-2に示した。欲求不満の状態にならないようにする根本的方法は，不適切な応答を未然に防ぐことである。図7-2に，感覚刺激がそれに対する有力な応答を活性化させる様子を描いた（図中の太線の矢印）。感覚刺激は感覚皮質に表象され，有力となる運動反応を導き出す。例えば，赤と青の三角が提示されたとき，赤いほうの三角を選択すると100ドルの報酬が得られることを学習する場合を考えてみよう。赤と青の三角の意味することについて十分に経験をつめば，有力な応答が引き出されるようになる。つまり，赤い三角が提示されるとすぐに，それを選択するようになる。そして，赤い三角を選んで100ドルがもらえている限り，この状況は継続する。

しかし，もし突然，変化が起きたとしたらどうだろうか。今度は，赤い三角を選ぶと100ドルを失う（一方で，青いほうだと100ドル得ることができる）。つまり，その人はできるだけ素早く，赤

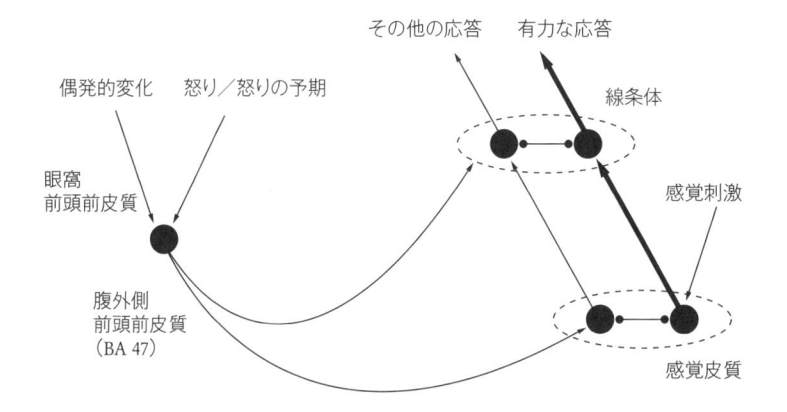

第7章 反応的攻撃の認知神経学的仮説　*139*

図7-2 応答逆転と社会的応答逆転を調節する構造。興奮性接続は矢印線で，抑制性接続は丸形線で描かれている。
感覚刺激がそれに対する有力な応答を活性化させる様子を描いた。感覚刺激は感覚野での表象を活性化し，有力な運動反応を引き起こす。われわれの応答逆転と社会的応答逆転に関する仮説では，腹外側前頭前皮質が，置かれた状況での競合する刺激への注意を増強させ（感覚刺激と競合する感覚表象を活性化させる），競合する潜在的運動反応の活性化を促進する（有力な運動反応と競合する運動反応を活性化する）。

い三角ではなくて青いほうを選択するよう学習しなければならない。赤の三角を選ぶことで100ドル得られると期待しているのにもかかわらず，100ドルを失う状況は，大きな欲求不満を生じさせるだろう。そこで，その人は，自分の応答を赤から青に逆転させることを学習する必要がある。内側，眼窩，腹外側前頭前皮質は，この応答の逆転に重要な役割を果たす。内側，眼窩前頭前皮質は，偶発的変化を検知することに関与していると思われる。すなわち，赤の三角に応答することはもはや得策でないことを察知する。図7-2に，応答逆転における腹外側前頭前皮質の役割につ

いても示した。この部位は，置かれた状況での競合する刺激（つまり，青の三角の表象）への注意を増強させ，また，競合する潜在的運動反応の活性化を促進する（したがって，有力な応答の活性化を抑制する）。

社会的応答逆転に関しても，腹外側前頭前皮質は同じ役割を持つ。この場合，違う点は，誘因となるのが偶発的変化を検知することではなく，同じ種に属する個体の怒りを予期したり実際に目にしたりすることである。例をあげると，自分の机の上にいつも足をのせるという行為が有力な応答として形成されている人がいるとしよう。その人はいつでも足を机の上にのせることで，とてもリラックスする。しかし，ある日，上司のもとに呼ばれる。そして，上司の机をみたとすると，その有力な応答が引き出される可能性もある。しかしながら，健常者であれば，上司が怒る可能性を予測し，そうした反応を起こさないはずである。

端的に言えば，応答逆転や社会的応答逆転に関連して反応を制御する部位は，外側眼窩前頭前皮質（ブロードマン47野）であると考えられる。神経画像データからも，応答逆転におけるBA47の役割が明確に示されている[139]。それから，この領域は，否定的な感情表現によって（特に怒りであるが，それだけでなく恐怖や嫌悪によっても），活性化される[73,281,475]。ただし，BA47でのこの反応は，要求される課題の性質によって変化する場合がある[301]。さらに言えば，この領域は，人が怒りを感じるように仕向けられたり[163]，怒りを生じさせるような状況（他人の社会的に不適切なふるまいなど）に置かれたりすることによって[47]，活性化される。反応的攻撃の調節に重要であると想定されるBA47のこのような機能的役割について，神経画像データが集まってきていること

は，Goyerらが以前議論した結果の文脈に沿って考えると特に興味深い。それによると，反応的攻撃性が高い患者群では，BA47の機能が特に損なわれていることが明らかになった[210]。

制御の機能不全

簡単にまとめておくと，反応的攻撃を仲介する基本脅威システムが存在し，前頭前皮質のなかのいくつか領域がこのシステムを制御している。本節では，これらのシステムが制御不能となりうる原因について考える。特に，このようなことが起こりうる4つの可能性を取り上げる。初めのふたつは，基本脅威回路の反応水準がいかに高まるのかということに関係する。3番目と4番目は，この回路網の制御システムに関連している。

強い脅威に暴露されたことによる脅威回路網の感度の上昇

これまで述べたように，環境からの脅威によって，基本脅威回路網（扁桃体内側核，内側視床下部，背側PAG）が十分に活性化されると，反応的攻撃がみられる。しかし，脅威刺激に対して反応的攻撃が起こるかどうかは，今現在だけでなく，過去に曝された脅威の強さの影響も受ける。

動物を用いた研究によって，基本脅威回路網の一領域である上丘[219,378]に，電気刺激を繰り返し行うと，長期間（少なくとも3か月）にわたって，不安に関連する行動に影響がみられることが示された[288]。とすると，環境から脅威を受けると，基本脅威回路網の活性水準が変化し，反応的攻撃を起こしやすくなると考えられる。ここで仮に，人の基本脅威回路網は，その活性の度合いが

0.8に達すると反応的攻撃を引き起こすとしよう。活性水準が0.8であるということは、もしある人が過去に環境からの脅威に暴露され、そのため安静時の脅威回路の活性がすでに高い場合は（例えば活性度が0.5）、それまでに脅威に曝されたことがなく回路の活性が低い場合（活性度が0）に比べてはるかに容易に活性化されることになる。つまり、現在受ける脅威の程度が弱くても、反応的攻撃を引き起こしやすくなる。

脅威による神経化学的反応（図7-1参照）は、それまでに受けた恐怖体験（特に人生の初期に起こった場合）に強く影響を受ける。例えば、幼少期にストレスを受けると、HPAの機能に、強くそして長期にわたって影響が及ぶ[89,116]。出生前ストレスや幼児期の愛情剥奪ストレスが、後のストレスに対する糖質コルチコイドの反応性を上昇させ、その結果、将来ストレスを受けたときの反応を増大させる[318,476]。産後直後の不快な体験は、視床下部CRFのmRNA、海馬糖質コルチコイド受容体のmRNA、正中隆起CRF含有量、ストレス誘発性のCRF・コルチコステロン・ACTHの放出を変化させることがわかっている[249,322,399]。

慢性的なストレスもまた、その後にストレスに暴露された際のノルアドレナリン放出の増強に関連し[370]、また、ノルアドレナリン系の感度増大に終生影響を与える[191]。繰り返しストレスを受けると、皮質、海馬、扁桃体、視床下部、青斑核におけるノルアドレナリンの代謝と放出を高める[370,487]。母親からの分離は、視床下部室傍核のノルアドレナリンの放出を増加させ、また、青斑核のα2自己受容体の減少を引き起こす[323]。α2受容体は抑制性に働くので、これにより、ノルアドレナリン反応性と青斑核の活性が高まる。

人における身体および性的虐待と攻撃性のリスク増大との間の関連については，かなりのエビデンスがある[179]。さらに，心的外傷後ストレス障害（PTSD）の患者群では，反応的攻撃を示す危険性が高まっている[463]。健常者と比べてPTSDの患者では，不快刺激に対する驚愕反応の上昇がみられることを考えると，このことは特に興味深い。この驚愕反応の上昇は，基本脅威回路の活性水準が高まっていることを示唆する。

脅威的環境に置かれていると感じたり，基本脅威反応回路に繰り返し刺激を受けたりしたとき[288]に，動物がみせる徴候のひとつに，過覚醒がある。つまり，脅威に対して極度に敏感になるのだ。このことは，反応的攻撃が高まった子供にみられるある処理形態と興味深い類似点がある。反応的攻撃を示す子供は，自分にとって良くない社会的刺激に対してだけ選択的に注意を向け，そうした刺激から他の方向に注意をそらすことがなかなかできない[209]。攻撃的な子供が，刺激を敵対的な見方で解釈し，それに従って行動するようにさせているのは，この過覚醒かもしれない[143]。Kenneth Dodgeらは，不確定な状況下で挑発されたとき，攻撃的な子供はそうでない子供と比べ，約50％以上敵意を示すことを明らかにした[157]。この結果は，たびたび追試されてきた[144,158,403などのレビュー参照]。こうした敵意バイアスは，道具的攻撃ではなく反応的攻撃に関連している[159]。さらに，Dodgeらの優れた研究では，母親との臨床面接により，約600人の子供を対象に，幼稚園入学前に身体的虐待があったかどうかが調べられた。その結果，幼少期に虐待を受けると，教師による客観評価で外在化尺度のグレード3と4のリスクが4倍に増加し，その効果は，交絡変数となりうる生態学的あるいは子供側の要因では説明できないことがわかっ

た。虐待は，敵意バイアスの成立に関係しており，そして次にその後の外在化の予測因子となる[161]。

生来の生物学的素因による脅威回路網の感度の上昇

先にあげた例では，基本脅威回路網の活性度が 0.8 に達すれば，その人は反応的攻撃を示すと仮定した。そして，この活性化は，安静時の神経回路の活性が高いほうが低い場合に比べて達成されやすいことを明らかにした。活性化が引き起こされるベースラインは，それまでの環境からの脅威体験によって決まる（既述）。しかし，これが生来の生物学的素因によって決定されるということも大いにありうることだろう。人それぞれの基本脅威反応性が，内因性の要素によって高くなったり低くなったりしうるということである。

うつや不安な状態にある子供や成人は，反応的攻撃のリスクが増大する。事実，不安と反社会的行動の間には正の相関があることが，子供でも[397,444,529]，成人でも[430]，多数報告されている。うつと不安に関する最近の見解は，基本脅威回路，特に扁桃体の過活動が与える影響に重点が置かれている[164,279]。この過活動に遺伝的負因があるということには妥当な根拠がある[253,273]。まとめると，うつや不安の素因となる内因性の因子も，反応的攻撃の可能性を高めていると考えられる。

眼窩および内側前頭前皮質領域の障害による脅威回路網の制御不良

図7-1に示した通り，前頭前皮質領域，特に眼窩および内側前頭前皮質は，脅威に対する反応を仲介する基本回路網の制御を行っている。これら制御システムに障害が起きると，神経回路網

が制御不能に陥りやすくなる。第6章も含めてここまで述べたように，動物やヒトを対象とした神経心理学的研究によると，前頭前皮質は，反応的攻撃を仲介する皮質下神経回路の調節に関与していることが示唆されている[13, 211, 219, 378, 384]。内側および眼窩前頭前皮質の損傷が，ヒトの反応的攻撃性のリスク増大に関与していることが，幼少期損傷でも[13, 384]成人期のものでも[211]，確認されている。

さらに，反応的攻撃を呈する患者群において，前頭葉機能低下を示す神経画像データが多数ある[416, 471, 513, 514]。ここで，これら神経画像研究は，多くが成人を対象に行われたものであることに留意が必要である。おそらく，これらの結果は子供の反応的攻撃を理解するうえでも十分役に立つであろうが，実験的に確認しておく必要がある。また，これら神経画像研究は，前頭前皮質の下位分類領域をほとんど考慮していない。一方で，神経心理学的データからは，反応的攻撃の制御には，内側および眼窩前頭前皮質だけが関与し，背外側前頭前皮質はほとんど役割を果たしていないことが強く示唆されている[211]。しかし，前頭前皮質を機能的に分類して，攻撃性について調べた研究もいくつか存在する。そのひとつが，Goyerらによって行われたもので，そこでは17名の（反社会性，境界性，依存性，自己愛性）人格障害患者と43名の健常対照群に対して，PETを用いて安静時の脳血流が調べられた[210]。患者の攻撃性は，主として反応的なものであり，外側眼窩前頭前皮質（BA47）の血流低下と反応的攻撃の既往に関連があることが明らかになった。

ここまで，内側，眼窩，腹外側前頭前皮質は，反応的攻撃を仲介する皮質下系統を調節するうえで，少なくともふたつのプロセ

ス(応答逆転と社会的応答逆転)に関与していることを論じた[66]。このどちらのシステムに機能不全が起きても、反応的攻撃を仲介する回路を制御できなくなる。

基本脅威回路網の制御不能は、必ずしも前頭前皮質に神経学的損傷を負った場合にだけ起こるわけではない。これら制御システムの破綻に関連すると思われる精神疾患が少なくともふたつ存在する。ひとつは、間欠性爆発性障害／衝動・攻撃性障害で[126]、もうひとつは、小児期双極性障害[341]である。どちらの患者も、興奮しやすく、反応的攻撃のリスクが高い。そして、将来を見積もり、そこからのエラーを検知することが要求される応答逆転パラダイムが適切にできない[48,208]。また、顔の表情認知障害があり、社会的シグナルの処理に困難があることが示唆されている[48,341]。

セロトニン系の異常による脅威回路網の制御不良

セロトニンは、攻撃性、特に反応的攻撃の調節に関わるとこれまで考えられてきた[314]。一般的に、実験的操作によって、セロトニン受容体の活性を高めると攻撃性は下がり、活性を低めると攻撃性は上がることが知られている[44,459参照]。実際、ネコやラットの縫線核のセロトニン(5-HT)ニューロンを選択的に破壊すると、攻撃性は増す[182]。ヒトにおいて、脳脊髄液(CSF)の5-HIAA濃度の低さと反応的攻撃との関連がこれまで一貫して報告され、そして、CSFの5-HIAA濃度の計測は、攻撃性のリスク予測にも用いられてきた[508]。

マウスを用いて、5-HT_{1B}受容体[419]や、モノアミン酸化酵素(MAO)のBではなくA[461]など、セロトニン機能に影響を与えるいくつかの遺伝子をノックアウトすると、攻撃性が増大した。

また，MAOA 遺伝子に終止コドンを持つ家系では，男性に，軽度精神遅滞と性的攻撃行動がみられるという報告がある[96]。最近の研究では，攻撃性の出現には，環境要因とセロトニン系の機能に関連する特定の遺伝子の障害の相互作用が必要であることが示唆されている[351]。そして，Caspi ら[111]は，神経伝達物質代謝酵素であるモノアミン酸化酵素 A（MAOA）の遺伝子多型のあるものが，虐待の影響を和らげることを見いだした。MAOA の発現レベルが高い遺伝子型を持つ子供は，低い者に比べ，虐待を受けても反社会的行動を呈しにくいようである。

薬理学的研究からも，セロトニンが反応的攻撃の調節に関与していることが示唆されている。5-HT 作動薬の単回投与に反応して起こるプロラクチン上昇は，中枢での 5-HT 活性の指標として用いることができる。5-HT 放出剤であるフェンフルラミンに反応するプロラクチンの最大値は，（女性ではなく）男性だけにおいて，攻撃の既往と有意に逆相関する[338]。また，トリプトファンの減少は，男性でも女性でも，攻撃性の増加をもたらすことが実験的に明らかになっている[50,84]。さらに，トリプトファン減少が攻撃性に与える影響は，5-HT$_{1A}$ 受容体を介して引き起こされていることを示唆するデータもある[123]。Cleare と Bond[123]は，トリプトファンの減少あるいは増加によって，攻撃性がそれぞれ増強あるいは抑制される者は，イプサピロンに対する低体温反応が減弱することを発見した。イプサピロンは 5-HT$_{1A}$ 受容体を特異的に刺激するので，低体温反応が減弱するという所見は，攻撃的な人における 5-HT$_{1A}$ 受容体機能が障害されていることを示唆しているのかもしれない。さらに，動物実験によって，PAG ニューロンの 5-HT$_{1A}$ 受容体を選択的に抑制すると，防衛的怒りを引き起こすこ

とが明らかになった[219参照]。

要約と結論

　反応的攻撃を主として呈する一群がいる。こうした人々の反応的攻撃は，重篤で繰り返し起こりやすい。動物実験によって，扁桃体内側核から内側視床下部，そして背側中脳水道周囲灰白質へと走行する神経回路が同定された。この回路網を通して，ヒトを含む哺乳類は反応的攻撃を示す。この回路網は制御不能となりうる。そうした状況を引き起こす4つの原因について論じた。はじめのふたつは，脅威に反応し，反応的攻撃の表出を引き起こす基本神経回路網に関連する。身体的／性的虐待あるいは内因性の素因などの結果によって，この基本神経回路網の感度が高まっている者は，神経生物学的に反応的攻撃を呈するリスクが高い。3番目と4番目は，この回路網の制御システムに関連している。基本脅威回路網の制御に関わる内側および眼窩前頭前皮質の機能が障害されることがある。双極性障害や間欠性爆発性障害を呈する人々は，その例かもしれない。その他に，前頭葉の制御機能不全の原因となりうるものとして，セロトニン系統の障害が考えられる。

　図7-3に，この章で示した考えやデータをまとめて，因果モデルとして提示した。因果モデル法は，MortonとFrith[358]が開発した方法で，因果関係を明示的に図説することができる。因果モデルは，4つの段階に分けられる。すなわち，社会レベル，生物学的レベル，認知レベル，行動レベルである[358]。因果モデルに示される要素間の関係は，それぞれ原因と結果に相当する。そこには，

第7章 反応的攻撃の認知神経学的仮説　149

```
生物学的レベル                                          社会レベル

              セロトニン系
              機能の低下

  遺伝負因 ────→ 内側および眼窩前頭領域 ←──── 環境からの脅威
       ↓         の機能不全
       ↓              ↓
  扁桃体,視床下部,PAGにおける ←──── 幼少期の虐待
  ニューロンの反応性上昇

認知レベル
              応答逆転や社会的応答逆転
              に関わる回路の機能不全
                    ↓
  基本脅威回路の感度の上昇

行動レベル
       ↓         ↓              ↓
  驚愕反応の上昇  反応的攻撃    応答逆転課題の
                              成績低下や
                              怒り認知の障害
```

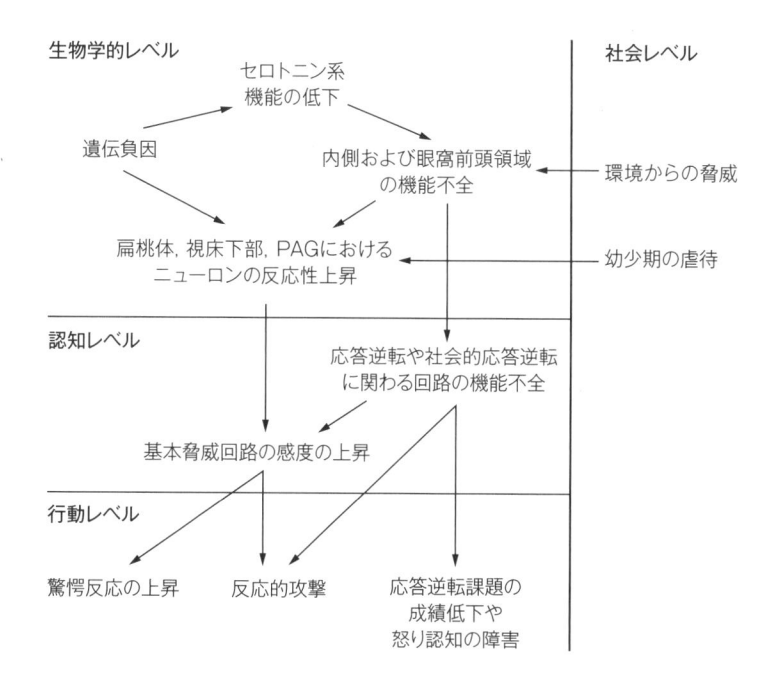

図7-3 反応的攻撃を引き起こす簡潔な因果モデル。矢印が，因果関係を示している。

セロトニン系の異常と基本脅威回路網の活性水準の上昇はともに，遺伝の影響を受けると考えられる（同じ遺伝子の表現形というわけではない）。内側および眼窩前頭前皮質の機能不全は出産時外傷などの環境負因の結果として，基本脅威回路網の活性水準の上昇は幼少期の虐待など強度な脅威体験の結果として生じると考えられている。内側および眼窩前頭前皮質の機能不全は基本脅威回路網の制御不良を引き起こす（次第に活性水準を上昇させる）。応答・社会的応答逆転を調節する抑制システムの機能不全と基本脅威回路網の活性水準の上昇の両方が，反応的攻撃を高める。しかし，抑制システムの機能不全は，例えば，応答逆転の成績の悪さと関連し，その一方で，基本脅威回路網の活性水準の上昇は，例えば，驚愕反応の上昇と関連している。

扁桃体，視床下部，PAGにおけるニューロン（認知レベルでは基本脅威回路網）の反応性上昇に至るふたつの経路が示されている。それは，環境要因（例えば，身体的あるいは性的虐待をひどく／繰り返し受けるなど脅威に曝されること）と遺伝的要因である。どちらの経路によっても，反応的攻撃の可能性は増大し，子供なら行為障害（CD），成人なら反社会性人格障害（ASPD）の診断がなされるかもしれない。子供，成人を問わず，こうした要因によって反応的攻撃を呈している者は，増強された驚愕反応を示すと考えられる。

図にはまた，基本脅威回路網の制御に関わる内側および眼窩前頭領域（認知レベルでは，応答逆転や社会的応答逆転に該当する）の機能不全に至る経路が示されている。こうした機能不全は，環境負因（反社会的行動の危険因子となりうる出産時外傷についての第3章の記載を参照），あるいはセロトニン系統の異常によっても起こりうる。内側および眼窩前頭領域の機能不全によって，反応的攻撃の可能性は増大し，子供ならCD，成人ならASPDの診断がなされるかもしれない。子供，成人を問わず，こうした要因によって反応的攻撃を呈している者は，応答逆転／社会的応答逆転の障害がみられると考えられる。

この章では，反応的攻撃のモデルについて詳述してきた。さらに，CDやASPDの診断へと至るいくつかの経路についても論じた。これらは，第3章で述べた事柄の延長にあるものである。第8章では，CD／ASPDとはまた違った形態であるサイコパス傾向に至る経路について考察する。

第8章

サイコパスの認知神経学的仮説

　第7章では,反応的攻撃の認知神経学的仮説について記述した。第8章の目的は,道具的かつ反応的攻撃の亢進と関連する障害,すなわちサイコパス[141,521]の認知神経学的説明をすることである。

　図8-1に,因果モデルとしてそれを提示した(モデル化のプロセスについては第7章で論じた)。モデルに描いたように,また第3章でも述べたように,サイコパスの遺伝的負因を示すエビデンスが増大している。なかでも,最近なされたふたつの研究では,サイコパスにみられる情動障害に対する遺伝的関与が示唆されている[82,507]。われわれは,遺伝子異常が扁桃体の機能障害をもたらすと考えている[62,63,73,380]。また,われわれは,サイコパスには幼少期から扁桃体の機能異常が存在していると確信している。さらに,この扁桃体の機能異常がサイコパスの情動学習障害をもたらし,この情動学習障害こそがサイコパスの根底だと考えている。図8-1にあるように,サイコパスは,PCL-Rの因子1の特徴(罪悪感や共感性の欠如など)を有し,そのため様々な行動上の問題

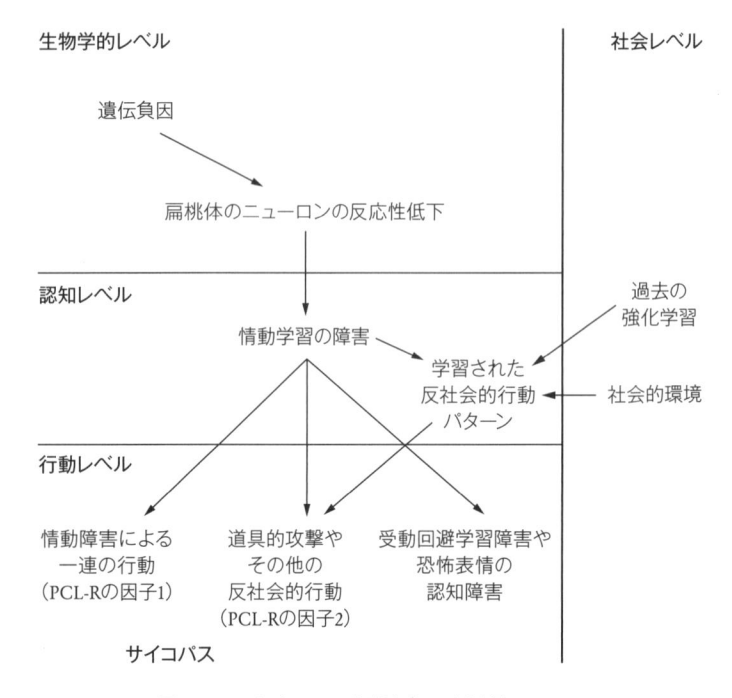

```
生物学的レベル                                          社会レベル

        遺伝負因
             ↓
      扁桃体のニューロンの反応性低下
             ↓
認知レベル                                    過去の
             ↓                              強化学習
        情動学習の障害    →  学習された
                           反社会的行動   ← 社会的環境
                           パターン

行動レベル
   ↓              ↓              ↓
情動障害による    道具的攻撃や    受動回避学習障害や
一連の行動       その他の        恐怖表情の
（PCL-Rの因子1） 反社会的行動    認知障害
                （PCL-Rの因子2）

サイコパス
```

図 8-1　サイコパスを引き起こす因果モデル

を呈する。サイコパスは，受動回避学習や恐怖表情の認知など，ある特異的な課題の遂行において障害を示す（下記参照）。しかしながら，重要なことは，情動機能障害が存在すると必ずサイコパスのすべての症候を来すわけではないということである。つまり必ずしも PCL-R の因子 2 の行動上の問題を増加させるとは限らない。むしろ，情動機能障害が存在すると，何か目的を達成しようとしたときに反社会的行動パターンを学習する可能性が高くなると考えるべきである。そうした行動をとるかどうかは，個々人の

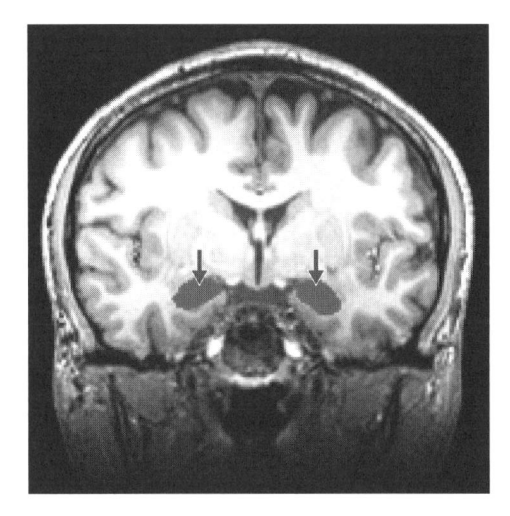

図 8-2 脳での扁桃体を示す画像
カラー図版：http://www.seiwa-pb.co.jp/search/bo05/photo.html

社会的環境や過去の学習による。例えば，子供が何らかの物を欲しいと思った場合，その子供が裕福であれば，より多くの社会適応的な手段で目的を達成することができるだろう（第3章参照）。以下において，さらにこのモデルについて詳しく説明していく。

扁桃体とサイコパス

扁桃体は，前脳部に左右対称に位置するアーモンド型の構造物である（図8-2参照）。"扁桃体"という用語は，Burdach[98]により，当初はヒトの側頭葉前部にある灰白質の集合体を記述するために用いられた。その後，Johnstonが，哺乳類およびそれ以外

の脊椎動物数種類を対象に扁桃体領域について研究を行った。そして，Johnstonが考える"扁桃体複合体"のなかの相対的位置関係を基に，構成核に名称を与えた。それらが，中心核，内側核，皮質核，基底核，副基底核，外側核である。Burdachの「扁桃体」は，Johnstonのいうところの外側基底核に相当する。Johnstonは，扁桃体をふたつの部位，すなわち，（発生的に古い部位である）中心核，内側核と，基底核，外側核，皮質核，に分けることを主張した[274]。この外側基底核（BLA）と中心核（CeN）との二分法は，今日の扁桃体研究においても広く認められている。扁桃体は，情動を形成する神経回路において最も重要な領域のひとつであり，Joe LeDoux[311]が"情動脳"と称したものの中核をなす。

図8-3には，統合的情動システム（IES）モデルが描かれている。これは，情動形成に関わる様々な神経システムの間の機能的相互作用のモデルである。図には，扁桃体とその他の脳領域を結ぶ3つの主なシステムが示されている[402]。それは，以下のようになる。

1. 主に前脳のシステムで，感覚入力を扁桃体に伝える（BLAとCeNの両方）。感覚入力を与える構造物としては，嗅皮質，味覚／内臓性上行路，視床後部，感覚連合皮質野がある。これらの構造物と扁桃体との間の接続の多くは，相互的なものである。したがって，それらによりおそらく扁桃体は，感覚形成の調節が可能となっている。
2. 脳幹への投射システム（視床下部から延髄，さらに脊髄まで）。これらの経路は，情動刺激に反応し，内臓機能の調節に関与する。大部分はCeNから延びる。

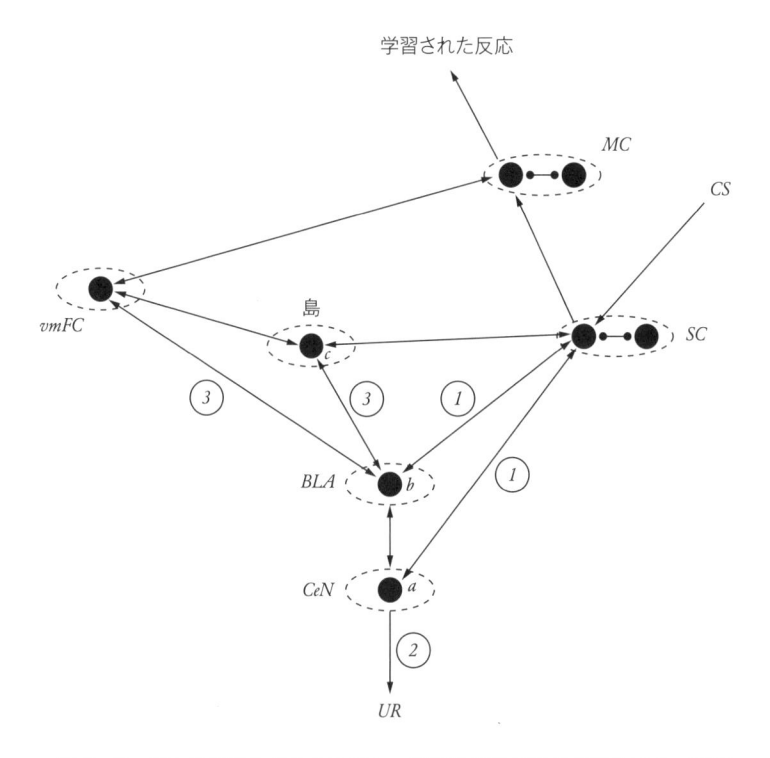

第 8 章　サイコパスの認知神経学的仮説　*155*

図 8-3　統合的情動システムモデル。矢印は情報伝達の方向を示す。両方向矢印は，伝達が相互的であることを表す。
(1) 扁桃体への感覚入力を伝えるシステムから，扁桃体の外側基底核（BLA）と中心核（CeN）への情報伝達。感覚連合皮質（SC）が描かれているが，他にも，嗅皮質，味覚／内臓性上行路，視床後部も関係する。(2) 脳幹への投射。(3) 腹内側前頭前皮質（vmFC）と島を含む前頭領域への情報伝達。MC（運動皮質），運動反応に必要なその他の領域を含む（基底核など）；CS（条件刺激）；UR（無条件刺激），a においてヘップの学習により表象された CS が UR と連関する（CS-UR 連関形成）。b においてヘップの学習により表象された CS が感情表象と連関する（CS-感情表象連関形成）。CS-誘発性知覚特性無条件刺激連関は c に蓄積される。

3. 前脳領域への接続システム。これらの領域には，腹内側前頭前皮質，島吻側，吻側側頭皮質，内側視床，腹内側基底核が含まれる。これらの接続は，相互的なものである。それらにより扁桃体は，目的志向的行動に影響を及ぼすことが可能になっていると考えられている。大部分は BLA から延びる。

扁桃体の学習機能

扁桃体は，3つのタイプの条件刺激連関の形成を可能にしている[174]。これらの連関は，欲求と嫌悪のどちらにおいても形成されうる。3つの連関のタイプを以下に記す。

1. 条件刺激 (CS) - 無条件反応 (UR) 連関。CS - UR 連関によって形成される反応例として，当初は食物にのみであったのが，関連づけられて音に反応して唾液分泌が生じたり，当初は大きな音にのみであったのが，関連づけられてある色の種類に反応して電気皮膚反応を引き起こしたりするというものがある。BLA でなく CeN が CS - UR 連関の形成に必要である[174, 287]。
2. 条件刺激 (CS) - 感情表象連関（恐怖や報酬期待など）。その意味するところは，「刺激に対してラベリングされる"情動の状態"」[174, p.234] である。こうした概念は，情動学習理論で広く用いられている[156]。この連関形成には，CeN ではなく BLA が必要である。
3. 条件刺激 (CS) - 誘発性知覚特性無条件刺激 (US) 連関。CS は，ある特異的な知覚特性を持つ US（視覚，聴覚，嗅覚刺激など）や，物を食べることなどによる"完了行動"とも連関しうる。これらの連関形成には，CeN ではなく BLA が必要

である。負の強化に関する研究によると，この連関は扁桃体には蓄積されないことが示唆されている[395]。図8-3に示したように，それらは島に蓄積されるとわれわれは考えている。

ここで，この章で今から展開する議論のため，上に述べた3つのタイプの連関と，別の刺激‐反応連関を比較しておく。CS‐CR連関は，ある刺激とそれに対するある特定の反応との間の連関形成に関係する。CS‐CR連関形成は，情動学習の一形態と考えられるが（人は，刺激に関する報酬／罰の情報に応じて特定の反応を学ぶ必要がある），これは扁桃体を必要としないものである。このことは，非常に興味深い。つまり，扁桃体の損傷は，このタイプの刺激‐反応連関の形成を阻害しないのである[37]。

まとめ

扁桃体は，CS‐UR連関とCS‐強化連関の形成には必要だが，CS‐CR連関には関係しない。CS‐URおよびCS‐強化連関は，欲求と嫌悪のどちらにおいても形成されうる。この章では，サイコパスは，これら両方のタイプの連関形成が障害されているが，欲求より嫌悪の連関形成において機能不全が顕著であることを論じていく。

扁桃体と基本的な情動反応の表出

図8-3に描かれているのは，嫌悪／欲求の条件づけを可能にするシステムを単純化したものであった。嫌悪／欲求条件づけは，CSが無条件反応を引き出すことができるようにする学習過程である。これは，以下のどちらでも起こりうる。(1) CeNを介する

CSとある特定のURとの直接の連関(食べ物と対になったベル音に反応する唾液分泌など)，(2) BLAを経てCeNを介するCS‐感情表象連関。音に続いて電気刺激を受けたラットは，CS‐感情表象，すなわち音‐"恐怖"連関を学習するだろう。そして，そのラットがその音を聞くと動きが止まるだろう。電気刺激に対するURは通常，逃避行動であるため，そのラットはCS‐UR連関を学習したのではないことがわかる。CS‐UR連関を学習したのであれば，音を聞いたとき逃げるはずである。そうではなくて，そのラットは音を聞いて，CS（音）‐感情（恐怖）連関が活性化され，脅威に対して動くことができなくなったのである。このCS‐感情連関による行動のコントロールは，BLAを経てCeNを介して実現される[174]。

われわれの考えでは，扁桃体の機能不全がサイコパスに関連する病態の中核をなす。このことは，サイコパスにおける嫌悪条件づけの障害を明らかにしたいくつかの研究によって初めて指摘された[184,223,331]（第3章参照）。現在のところ，サイコパスが，例えば有毒ガスのにおいと対になった中立顔というCSに対して皮膚伝導反応の条件づけができない[184]ことが，CS‐URあるいはCS‐感情表象連関のうちどちらの形成能力の低下を示しているのか明らかにすることはできないが，いずれにせよ扁桃体の機能不全によって説明することができる。われわれの仮説[62,73]を支持して，最近の神経画像研究によると，サイコパスにおける嫌悪条件づけの際の扁桃体の活動低下が示されている[504]。

動物の不安尺度としてしばしば使われるパラダイムは，驚愕反射である[150]。このパラダイムは，ヒトを対象とした研究でも用いられており，サイコパスについても3つの報告がなされている[317,

379,381)(第4章参照)。扁桃体が,驚愕反射の調節に必須であることを示すデータもかなり存在する[14,150]。図8-3に示したように,視覚先行刺激(CS)を提示することによってBLAそしてCeNを介してCS-感情表象連関が形成され,驚愕反射を調節する脳幹ニューロンの活動を亢進させる(CS-UR連関では,CSそのものが驚愕反射を誘発することを意味する)[174]。CeNあるいはBLAの機能的障害は,サイコパスにもみられるように,視覚的恐怖刺激による驚愕反射の亢進を抑制する[317,379,381]。

　図8-3にあるように,自律神経反応に至るルートのひとつは,扁桃体を通る。しかし,それが唯一ではない[493]。こうした複数のルートの存在が,サイコパスにおける様々なCSに対する自律神経反応に関する矛盾した所見を,ある程度説明できるかもしれない(第4章参照)。サイコパスは,ある視覚的恐怖に対して驚愕反射を引き起こさないにもかかわらず,同様の刺激に対して正常のSCR(皮膚電気反応)を示す[72,317,379,381]。一方で,サイコパスは,悲しみの表情[61,72],想像上の恐怖場面[382],恐怖予測[222,225,234,377],情動を喚起する音声(男性が攻撃する音や乳児の笑い声など)[506]に対して,SCRの減弱を示す。これらから言えることは,サイコパスはSCRの発生に障害がみられるが,これは扁桃体が損なわれていないかどうかに左右されるということである。視覚的恐怖に対するSCRは,扁桃体よりむしろ眼窩前頭前皮質の損傷により障害されることが多いとされている[493]。つまり,サイコパスの視覚的恐怖に対する正常の自律神経反応は,扁桃体仮説を支持する。現在のところ,扁桃体損傷が,悲しみの表情,想像上の恐怖場面,情動を喚起する音声に対するSCRを阻害するかどうかはわからない。しかし,われわれのモデルによると,そのことが強く示唆

される。最近の神経画像研究により，扁桃体が，恐怖予測に対するSCRの発生に決定的な役割を果たすことが明らかになった[391]。そして，サイコパスで恐怖予測に対するSCR発生能力が減弱しているという知見は，われわれのモデルに矛盾しない。

まとめ

扁桃体は，基本的な情動反応の表出に影響を与える。条件刺激による皮質下の基本脅威回路網が活性化されることによって，驚愕反射の水準が影響を受ける。さらに，条件刺激が無条件反応を引き出すことを可能にする。サイコパスにおけるこれらの機能の障害は，扁桃体内に病態が存在することを強く示唆する。

扁桃体と刺激選択（"注意"）

図8-4に，刺激選択バイアス，すなわち"注意"における扁桃体の役割を示した（図8-1も参照）。注意は，多数の刺激が存在するときに起こるニューロン間の表象をめぐる競争の結果であると考えられている[153, 166]。刺激がこの競争に勝ち抜き，"注意を向けられる"かどうかは，方向性注意のようなトップダウンの影響と刺激の強さのようなボトムアップの感覚プロセスの所産である[153]。図8-4には，トップダウンの"遂行"過程が，特定の形状の表象に影響を及ぼし，刺激することで，その形状が特定の環境下に存在するとき，表象をめぐる競争に勝つ可能性が高くなる（すなわち注意を向けられる）ことが示されている。

図8-4にはまた，ある特定のタイプの情動の強さが注意に与える影響についても示されている。事実，扁桃体が，中立的なものと比較して情動的な情報に対する注意を増強させることを示す研

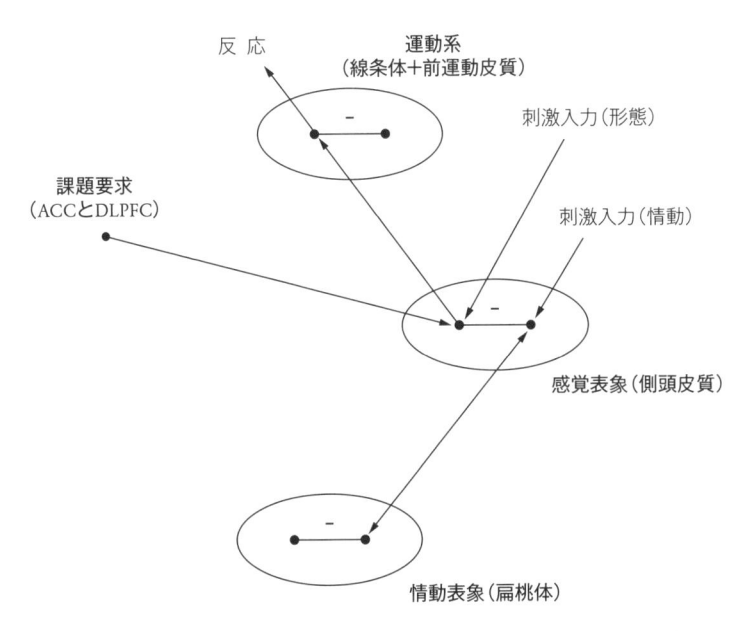

図8-4 情動が注意に影響を与える際に関係する統合的情動システム(IES)モデルにおける構成要素。ACC＝前帯状回；DLPFC＝背外側前頭前皮質

究結果が数々存在する[12,515]。このモデルに関連して考えられることは，CSがCS-感情表象連関を活性化させるのではないかということである。感情表象とCS表象との関係が相互的であるならば，その結果，CSの活性化自体も促進されるであろう。それゆえに，その他のすべての条件が同じだとしても，いかなる競合する環境刺激の表象より，CSの表象はより顕著となる（強く活性化される）。

モデルによると，サイコパスに扁桃体の機能不全が存在するならば，扁桃体との相互関係からCS表象の亢進が著しく減少する

ことが示唆される。そして，ふたつの予測が可能である。(1) CSが対象刺激であるならば，サイコパスは対照群と比較して行動が障害される（表象が弱ければ，行動をコントロールすることができなくなる），(2) CSが妨害刺激であるならば，サイコパスは対照群と比較して行動上，優位となる（表象が弱ければ，行動をコントロールしている刺激に対する競合が起きなくなる）。これらの予測については，すでに実証されている[151, 328, 348, 522]。

情動語（殺人など）はCSである。情動語は扁桃体を活性化させるはずで，実際している[221]。また，この活性化は，側頭皮質において語表象の増強と関連しているはずで，実際している（Nakic, 未発表研究）。語表象が増強されることによって，語彙決定がしやすくなるはずである。つまり，中立語が自ら単語であることを主張する以上に，情動語のほうがそのことを主張しやすいはずである[214, 481]。さらに，サイコパスは情動語に対し頭頂皮質の中心部位でより大きな誘発関連電位（ERPs）を示す[43]。対照的に，しかしここで展開している仮説には合致するのだが，サイコパスでは，中立語と情動語の間の反応時間およびERPsの差異が明らかに減少を示す[151, 328, 522]（第4章も参照）。

情動妨害課題[348]では，被験者はコンピュータ画面に四角形が提示されればある特定の反応を，三角形が提示されれば別の反応をするように指示される。ターゲット刺激（150ms提示）の前に200ms，後に400msの間，肯定的，否定的，中立的な視覚イメージが提示される。ターゲット刺激（四角形／三角形）の前後が中立的ではなく情動的な刺激であると，健常者は反応が遅くなる。われわれのモデルによると，情動的なCSの表象は，誘発性表象と感情表象連関からの相互的フィードバックによって高められ

る。したがって，それは四角形／三角形のターゲット刺激にとってより強い競争相手となる。対照的に，しかしこれもわれわれの仮説に合致するのだが，サイコパスは，前後刺激が中立的でも情動的でも，結果に差はみられない[348]。

まとめ

扁桃体によってなされる感情表象と感覚皮質によってなされるCS表象間の相互接続によって，目的志向的行動に対して健常者では，CSが促進的ならば行動が良くなり，CSが妨害的ならば行動が障害される。健常者はまた，語彙決定課題において情動語で成績が良い（われわれのモデルによれば，情動語のCS活性化は，感情表象との相互接続によって高められる）。さらに，健常者は，情動妨害課題で成績が悪い（われわれのモデルによれば，感情表象との相互接続のために，情動的注意散漫が増す）。サイコパスでは，これらの影響が減弱しているはずで，実際そうなっている。

扁桃体と道具的学習

道具的学習は，刺激に対する反応によって報酬が得られる場合にはそれを実行し，罰を受ける場合にはその行動を回避するような学習と関連している。扁桃体，特にBLAは，道具的学習の形態のすべてではないがいくつかに関与している[10, 37, 173, 287, 312]。

図8-3のIESモデルに，今までほとんどあるいはまったく言及してこなかったふたつの構成モジュールが描かれている。ひとつは，運動反応をコード化するユニットに相当する（線条体と運動前野を含む領域）。もうひとつは，報酬への期待をコード化するユニットに相当する（内側眼窩前頭前皮質と前帯状回の前部）。

これらのユニットのために，迅速な意志決定が可能になっている。

内側眼窩前頭前皮質に関連するふたつめのモジュールに関して，この部位と前頭前皮質の他領域の機能的な共通点についてここで述べようと思う。ふたつ以上の言語的応答が競合しているとき，そこからひとつを選択する際に，左の背外側前頭前皮質が関与しているという指摘が，近年いくつかなされている[196, 431]。このことは，数理的に見事にモデル化もされている[502]。ごく簡単に言えば，UsherとCohen[502]のモデルでは，時間的減衰によって制限されるモダリティ特有の後部ユニットの存在を想定している。一方で，前部ユニットは活動反射を用いており，そのことで自らを維持することが可能となり，競合する新しい情報に置き換わることによって制限される。前部ユニットが自己興奮性ではあるが相互抑制的であることによって，後部における多くの競合する応答のなかから迅速な選択を行うことを可能にしている[502]。ここで述べておくべきことは，眼窩前頭前皮質の"意志決定"ユニットは，運動反応を仲介する運動前野のユニットに対しても同様の機能を果たすということである。"意志決定"ユニットは，応答間の競合を解決するために，運動反応をコード化するユニットの活性化だけではなく，それまでに形成された（扁桃体や島からの）CS‐感情表象やCS‐誘発性感覚表象の結果として強化された予測も基にして，情報を受け取る。予測情報によるユニットが活動的であればあるほど，表象をめぐる競争に"勝ち"，そしてこのユニットに関連する反応が起こりやすくなる。

上記のように，扁桃体は，刺激連関のCS‐UR，CS‐感情表象，CS‐誘発性知覚特性の形成に必須である。一方で，刺激‐反応連関の形成には必要ない[37]。道具的学習課題には，刺激連関のCS‐

第8章 サイコパスの認知神経学的仮説

感情表象／CS - 誘発性知覚特性の形成に依存しているものがある。例えば，受動回避学習では被験者に刺激が提示される。ある刺激に反応すれば，報酬が得られる。別の刺激に反応すれば，罰を受ける。被験者は，"良い"刺激には反応し，"悪い"刺激に対しては反応を避けることを学ばなければならない。数理的には，被験者はある特定の刺激と関連する誘意性をコード化しなければならない。すなわち，接近すべき刺激と回避すべき刺激を学習しなければならない。図8 - 3のモデルにみられるように，受動回避学習は，それまでに蓄積されたCS - 感情表象を基にして解決されうる。CS - 肯定的感情連関を形成していれば，その人はこの刺激に近づく（反応する）だろう。CS - 否定的感情連関を形成していれば，その人はこの刺激を避ける（反応しない）だろう。そして扁桃体損傷は，受動回避学習を阻害する[9]。

その他の道具的学習課題は，刺激 - 反応連関の形成を通じて達成されるべきものである[37]。例えば，対象識別学習は，一連の試行においてペアにして次々提示されたふたつの対象のうちひとつに反応する（ひとつは報酬があり，もうひとつはない）学習と関係する。つまり，被験者は，刺激ＡとＢのふたつが存在するとき，Ａに対して反応することを学習しなければならない。条件つき学習は，ある特定の刺激に対して特定の運動反応を実行する学習と関係する（緑の光が点灯すれば左のボタン，赤の光が点灯すれば右のボタンを押す）。条件つき学習では，被験者は，刺激 A に対して反応1を実行することを学習しなければならない。

対象識別／条件つき学習課題は，受動回避学習と違って，被験者は，刺激が"良い"あるいは"悪い"とか，刺激に近づくあるいは避けるべきとかいうことの学習とは関係しない。対象識別課

題では，複合刺激（A および B）は，"良い"ものにも"悪い"ものにもなりうる。それを決定するのは，刺激の特性（これは常に同じである）ではなく，刺激に対してなされる反応の特性である。このことは，条件つき学習課題において，よりわかりやすい。この場合も，刺激の価値は刺激に対するその人の行動によって決定される。つまり，同じ刺激であっても，その人がどう反応するかによって報酬や罰が決まるのである。そうした課題については，刺激 - 感情表象連関によっては達成されえない。そして扁桃体損傷は，これらの課題学習を阻害しない[37, 102, 337, 388, 389]。

　これらのデータを踏まえ，道具的学習とサイコパスに関してふたつの予測がはっきりできる。第一には，CS - 感情表象／CS - 誘発性知覚特性連関の形成に依拠する道具的学習課題（受動回避学習など）では，サイコパスは成績が悪いはずである。そして予測通り，サイコパスは受動回避学習が障害されている[78, 362, 363]。第二には，刺激 - 反応連関の形成に依拠する道具的学習課題（対象識別学習や条件つき学習など）では，サイコパスは成績が悪くないはずである。そして予測通り，サイコパスは対象識別や条件つき学習課題では何の障害も示さない[74, 347]。

まとめ

　道具的学習課題には，刺激連関のうち CS - 感情表象／CS - 誘発性知覚特性の形成に依拠するものがある（受動回避学習など）。これらの課題をうまく実行できるかどうかは，扁桃体が損なわれていないかどうかに左右される。その他の道具的学習課題（対象識別や条件つき学習など）は，刺激 - 反応連関の形成を通じて達成されるべきものである。扁桃体は，刺激 - 反応連関の形成に関

与しない。サイコパスは，CS‐感情表象／CS‐誘発性知覚特性の形成に依拠する道具的学習課題において障害を示す。つまり，サイコパスは，扁桃体が関与する道具的学習課題においてのみ障害を示す。そして，刺激‐反応連関の形成に依拠する道具的学習課題では障害を示さない。

IESと恐怖機能不全，VIMモデル間の関係

　第5章では，恐怖機能不全[332,380]と暴力抑制機構（VIM）[58]機能不全仮説に限界があることを明らかにした。これらモデルの大きな問題は，恐怖機能不全モデルから予測される現象はVIMモデルによって説明ができず，同時に，VIMモデルから予測される現象は恐怖機能不全モデルによって説明できないことであった。IESモデルは，恐怖機能不全とVIM理論を発展させたものと考えられる。そこから，扁桃体によってなされる感情表象（特に否定的感情；下記参照）が根本的に障害されていることが示唆される。これら感情表象は，CS‐感情表象連関の形成に不可欠であると考えられる。そして，嫌悪条件づけや受動回避学習といった課題，つまり恐怖機能不全仮説によってうまく説明できる（既述）課題の達成に，この連関形成は必要である。これら感情表象はまた，恐怖や悲しみの表出そして道徳的社会化，つまりVIMが関与している機能のプロセスに関連していると考えられる。感情表象は，恐怖や悲しみの表出によって直接活性化されるが，サイコパスはその程度が弱い。まとめると，IESモデルは，恐怖機能不全とVIMモデルの統合を可能にする。

　さらに，IESモデルは，恐怖機能不全理論を精緻なものにする。

初期の恐怖機能不全理論では，恐怖に関連する行動は単一の恐怖システムによって仲介されることが前提になっていた[189,332,380]（第5章参照）。そのようなモデルは，現在では通用しない。先行研究によって示唆されるのは，恐怖という用語で一括りにされてはいるものの，それは単一の恐怖システムではなく，特定の処理形態に関与する部分的に分離可能な一連の神経システムが存在するということである[7,67,287,401]。特に，IESモデルと"扁桃体と道具的学習"の項でなされた議論について言えば，罰に関する情報は，対象の学習（すなわちCS‐感情表象連関の形成）において用いられる。しかし，対象に対する反応の学習（すなわちCS‐反応連関の形成）の際にも使われうる。扁桃体は，CS‐感情表象連関の形成に必要不可欠である。しかし，CS‐（学習された）反応連関の形成には必要でない[37]。したがって，罰の意味するところについて，あるタイプの社会的脅威から学習された脅威[7,67]と，罰の情報に応じて条件刺激により形成されうる様々な形態の連関[37,287]とを区別することが必要である。恐怖機能不全仮説の発展としてのIESモデルは，この区別がなされている。

恐怖機能不全仮説[189,332,380]は，Newmanらによる受動回避パラダイムの改変版[361]の結果に基づいて，たびたびかつ適切に反証されてきたため，上記の議論は重要である。既述したように，通常の受動回避パラダイムでは，被験者は，（報酬が得られる）ある刺激に反応し，（罰が与えられる）別の刺激には反応しないように学習する必要がある。罰だけが与えられる"受動回避学習"では，被験者は，ある刺激には反応し（反応しなければ罰を受ける），別の刺激には反応しない（反応すれば罰を受ける）ように学習する必要がある。サイコパスは，通常の受動回避学習課題で障害を示す

78,362,363)。一方で，罰だけが与えられる"受動回避学習"では何ら障害を示さない[361]。

ここに示したデータは，恐怖機能不全仮説に矛盾する。なぜなら，この仮説によると，罰に関する情報が処理されるときには，いつでも障害が現れるはずだからである[361]。もしこの仮説が正しいならば，サイコパスは，通常の受動回避パラダイムと罰だけが与えられるパラダイムのどちらにおいても学習しないはずである。それに対して，IESモデルは，この乖離に対して合理的な説明ができる。罰だけが与えられる改変版の課題は，CS‐感情表象連関の形成を通じては解決されえない。この課題には，"良い"／"悪い"刺激は存在しない。したがって，被験者は，刺激‐強化連関ではなく刺激‐反応連関を形成しなければならない。S＋ならR1（ある反応をする），S−ならR2（別の反応をする）というように。つまり，罰だけが与えられる改変版は，条件つき学習に非常に似ている。そして，条件つき学習が刺激‐反応連関に依拠していることを考えると，サイコパスは適切にこなすことができるはずで，実際にこなすのである。

まとめ

IESモデルは，初期の共感機能不全／VIMそして恐怖機能不全モデルの統合を可能にする。さらに，これらのモデル，特に恐怖機能不全モデルの限界を明確にする。単一の恐怖システムではなく，不快刺激の処理に関連するいくつかの部分的に分離可能なシステムが存在し，サイコパスではそのなかの一部が障害されていると考えられる。

扁桃体機能不全仮説：道徳的社会化

図5-3に，暴力抑制機構を示した。図8-5には，このモデルの発展型がIES理論として描かれている。ここにみられるように，VIMと目されている機能は，扁桃体によって遂行される感情表象の働きである。これらの表象によって，CS（ここでは，道徳違反）とUS（ここでは，他者の恐怖といった嫌悪刺激）の連関が可能となる。この連関は，ヘッブの学習を通して生じると考えられている[247]。細胞レベルでの近年の研究によって，扁桃体内部でこうしたヘッブの学習が行われていることが確認された。感情表象の結果，覚醒反応やこわばり／反応的攻撃が起こりうる。これらは，US（嫌悪刺激）と学習されたCS（道徳違反をみたり考えたりする）によって活性化されうる。VIM活性化の結果と考えられている注意の亢進もまた，IESモデルにおける感情表象と知覚表象の相互接続に関連している（"扁桃体と刺激選択"の項を参照）。

IESモデルは，VIM理論からふたつの進展がみられる。第一に，道徳違反は"悪"であるということを学習する［すなわち，道徳違反と他者の苦痛という嫌悪（US）を連関させる］のに感情表象が重要な役割を果たすのに対して，学習された連関は，誘発された反応の表象として，感情表象以外のところに蓄積されるとの主張である（その部位はおそらく島であることが示唆されている。"扁桃体と刺激選択"の項参照）。したがって，成人してから扁桃体が損傷されたとしても，道徳違反は"悪"であるという認識を失ったり，非道徳的にふるまい始めたりするということは考えら

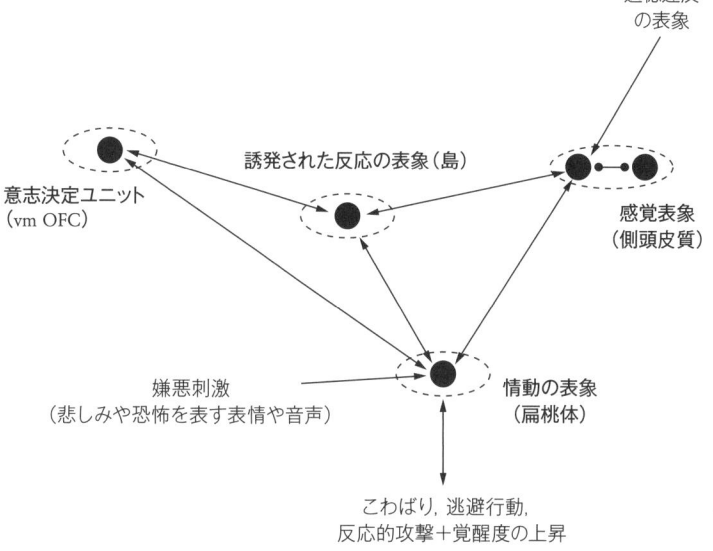

第8章 サイコパスの認知神経学的仮説 *171*

図8-5 IESに暴力抑制機構仮説を組み込んだもの。
vm OFC＝腹内側眼窩前頭前皮質

れない。第二に，意志決定ユニットが加えられた。選択肢のなかから反応を選ぶ際のこれらユニットの役割については，後に検討しようと思う（"眼窩／腹内側前頭前皮質と応答逆転"の項参照）。

　ここで，道徳的社会化についてIES理論の観点から考えてみよう。社会化とは，養育者などにとって，発達させたい行動は強化し，させたくない行動は罰するといったプロセスを意味する用語である。社会化には，嫌悪条件づけと道具的学習が含まれる。道具的反社会行動に対して社会化に最も功を奏す無条件刺激（US：処罰）は，身体的苦痛ではない[263]。身体的苦痛は，反社会的行動

とほとんど関連はなく,暴力をふるおうとするような場合においてだけ関係してくる。さらに,条件づけの理論とそのデータによると,USに関連づけられる条件刺激(CS)は,ほぼ決まってそのUSの原因となるCSである[155]。事実,体罰を用いる家庭において,USの原因となるCSは,反社会的行動ではなくて,USを実際に行う人である。ゆえに,こうした家庭では,嫌悪条件づけは起こりうるが,US-CS連関は,身体的苦痛と反社会的行動ではなく,身体的苦痛とそれを行った親との間に形成されるのである[263]。

反社会的行動が行われるときしばしばUSとなるのは,特に幼児期では,犠牲者の苦痛である。つまり,犠牲者の悲しみや恐怖が,嫌悪条件づけや道具的学習を導くUSとして機能する。したがって,他者を叩くことは悪いということを学習するためには,この行動の表象が,嫌悪無条件刺激(すなわち,犠牲者の苦痛)と連関されなければならない。同様に,道徳違反を犯さないように学習するには,自分自身が行ったということ,そして他人がそれに関係しているということの両方,つまり,道徳違反を犯すことと,犠牲者の苦痛という嫌悪反応により"罰せられる"ことが必要である[58]。

悲しみや恐怖表情は,嫌悪無条件刺激として作用し,これらの刺激に対して適切に反応することは,社会化のために必要不可欠である[58]。機能画像研究によると,いくつかの例外はあるものの[281],それ以外のほとんどで,恐怖や悲しみ表情は扁桃体の活動を変化させるという報告がなされている[22,73,88,165,357,392,393,452]。扁桃体機能不全仮説に合致して,サイコパスは,悲しみや恐怖表情の処理において顕著な障害を示す。事実,サイコパスは,これらの表情に対して自律神経反応が減少しており[15,72],幼少期において特

に，これらの表情認知能力に障害がみられる[75]。

　道徳的社会化が適切になされているかどうかのひとつの指標は，道徳と慣習の識別ができるかどうかである。3.5歳になると，子供は，道徳的違反（犠牲者に関連）と慣習的違反（社会秩序に関連）との間の違いを認識する[467,500]。重要なのは，健常に発達している子供は，ある行動を禁止する規則がなかった場合を想像するように言われたとき，ふたつのタイプの違反を正しく識別することである。健常な子供や成人であれば，その行動を禁止する規則がなかったとしても，道徳違反は許されないものと考える（たとえそれを禁ずる法律が存在しないとしても，理由なく他人を殴ることは悪いことであると判断する）。一方，慣習的違反の場合，それを禁止する規則がないならば，許されるものとしばしば考える（イギリスで午後11時過ぎにパブで飲酒をすることは，それが法に反しているとしても，比較的受け入れられやすい）。サイコパスは，子供でも成人でも，道徳と慣習の違反の識別が適切にできない[58,59,70,76]。さらに，反社会的行動を示す子供たち全般を対象にしても，同様の結果が得られた[17,168,269,372]。付け加えれば，サイコパスの成人は，幸福や悲しみ，そして困惑といった複雑な情動についてさえ適切な判断を示すにもかかわらず，罪悪感を誘発しそうな状況理解については障害を示す[71]。

　サイコパスの示す障害が社会化を妨げているということについては，直接的な証拠がかなり存在する。例えば，健常に発達している子供に対しては，養育者が共感性をうまく引き出すような養育方法をとることで，反社会的行動を起こす確率を減少させられることが繰り返し示されてきている。一方で，サイコパスの情動的機能不全を示す子供に対しては，そうした効果がみられない[528]。

扁桃体機能不全仮説によって，社会化に関する文献から生じてくる厄介な問題の理解も可能になる。嫌悪条件づけなどの罰則を中心とする方法は，社会化を適切に成し遂げないという事実が明らかになっているにもかかわらず[93,263]，"恐がり"という生来の傾向は，適切な社会化をもたらす。しかし，この"恐がり"という傾向が，扁桃体に障害がないことを反映していると考えれば[62]，これまでに示してきたデータによって，問題が解決される。社会化にとって重要なのは，恐怖それ自体ではなく，扁桃体が損なわれていないかどうかなのである。扁桃体は，犠牲者の恐怖や悲しみに反応し，道徳違反 - 犠牲者の苦痛連関（すなわち刺激 - 罰連関の一形態）の形成を可能にする。こうした枠組みがあるからこそ，共感性を引き出すという養育方法によって，社会化が適切になされる（第4章参照）。それにより，違反を行った者の注意が犠牲者に向かい，その結果，犠牲者の苦痛という罰則の価値が高まる。幼少期からの扁桃体機能不全のために恐怖心が減弱している者（われわれの理論によればサイコパス）は，他人の嫌悪という苦痛を感じることができず，そのために社会化が困難になる[528参照]。

まとめ

　社会化には，嫌悪条件づけと道具的学習が含まれ，ある種の道具的学習は刺激 - 強化連関に基づく。すなわち，社会化は扁桃体を必要とする。道具的反社会的行動に対して，最も社会化を成し遂げる無条件刺激（US：処罰）は，被害者の苦痛である。サイコパスが示す扁桃体機能不全は，社会化を妨げていると考えられる。

扁桃体機能不全仮説の限界

報酬と罰の処理

われわれの基本的な考えは，神経レベルでは，サイコパスは扁桃体の機能不全と関連しているということである。認知／数理レベルでは，サイコパスは，扁桃体によってなされる感情表象の活性化が障害されているために，反応性あるいは学習が低下していると説明される。感情表象は，他者の恐怖や嫌悪によって活性化される。これらの表象に対する反応性が低下することによって道徳的社会化が妨げられ，結果として，自分の目標達成の手段として反社会的行動を用いることを学習する危険性の高い者となる。

扁桃体の主な機能は，刺激-報酬および刺激-罰連関の形成である。扁桃体損傷のある動物は，報酬および罰に関連する行動の両方において障害を示す[37]。図8-3に，認知レベルの障害として，このことが示されている。サイコパスにみられる障害の多くは，刺激-罰連関形成の障害／嫌悪刺激の表象低下によって説明されうる。事実，嫌悪条件づけと受動回避学習の両方とも，刺激-罰連関の形成を必要とする。また，驚愕反射パラダイムにおいて，大きな音に対する脳幹の驚愕反応を増強させる視覚的先行刺激は，条件刺激（それまでに罰との連関が形成されている刺激）である。さらに，悲しみや恐怖表情は，嫌悪無条件刺激と考えられている[65]。

しかし，サイコパスが刺激-罰連関形成の障害／嫌悪刺激の表象低下を示すことが明らかな一方で，刺激-報酬連関形成の障害／欲求刺激の表象低下を示す程度がどれくらいなのかについては

あまりはっきりしない[53,54,317]。サイコパスは，肯定的な視覚先行刺激による驚愕反射については適切に抑制されるが，否定的な刺激については反応が低下する[317,379,381]。このことは，サイコパスでは，肯定的なものの処理は障害されていないことを示唆する。しかし，すでに述べたように，語彙決定課題において，ある文字列が意味ある単語をなしているか判断するように求められた場合，健常者では中性的単語より肯定的あるいは否定的な情動的単語により早く反応するのに対し，サイコパスではこうした情動の優位性がみられない[328,522]。また，Veronaらは，サイコパスでは，肯定的および否定的な聴覚刺激の両方に対して，皮膚伝導反応が低下することを報告した[506]。さらに，われわれのグループで行われた最近の研究により，感情プライミング[55]と意志決定パラダイム[53]の両方を用いたところ，肯定的および否定的なものの両方において障害がみられるが，その障害の程度は，否定的なものでより顕著であることが明らかになった。

こうした観点から，報酬と罰の弁別学習課題の結果は，非常に興味深いものであった[53]。この課題では，被験者はコンピュータの画面上に表示されるふたつの対象から選択するように指示される。しかし，10の異なる対象があり，そこから選択しなければならない。各セッションの初めに，10の対象（－1600，－800，－400，－200，－100，100，200，400，800，1600）のなかからある数値がランダムに割り当てられる。各トライアルにおいて被験者に提示されるふたつの対象は，報酬と罰がひとつずつか，異なるレベルの罰がふたつか，異なるレベルの報酬がふたつか，のいずれかになる。被験者は，獲得する点数を最大にするか，失う点数を最小にするかのどちらかを選択する必要がある。この課題によって，報

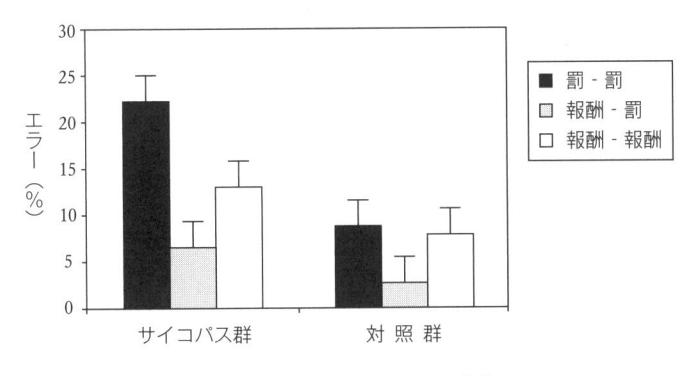

図8-6 報酬と罰の弁別学習課題の実験データ

酬／罰のレベルの変化に対する感受性の評価が可能となる。1600点と100点がセットとなっている場合，1600点と800点のものに比べて選ぶのが容易になるはずで，実際そうした結果になる。しかし，サイコパスは，この課題の成績が非常に悪い[53]。際だっているのは，そして健常群とまったく異なっているのは，この障害が，異なるレベルの報酬のときではなく，罰を受けるときに深刻に現れるということである（図8-6参照）。

要するに，これまで示したデータすべてが，報酬と罰の情報をコーディングする感情表象はどちらも，サイコパスでは障害されていることを示している。しかし，全体的には，報酬よりも罰の情報をコーディングする感情表象においてより機能的障害を来していることが示唆される。われわれは，これらのデータに対してふたつの有力と考えられる仮説を提示したいと思う。仮説のどちらも，サイコパスにおいて肯定的感情表象は否定的なものに比べて機能的障害が軽度であることを踏まえている。すなわち，刺激

-報酬連関は,刺激-罰連関の形成より障害が軽度であることを前提にしている。しかしながら,ひとつめの仮説は,このように結果が一貫しないのは,単なる偶然に過ぎないと考える。つまり,刺激-報酬連関の形成／反応性の障害に関する矛盾した所見は,処理形態の障害というより,課題が要求する強度に影響されるとみなす。もちろん,これだけでは満足のいく説明とはなっていない。報酬が関係する個々の課題において,その障害のレベルを決定する原理がどのように説明されるのかが明らかになっていない。また,この確率論的な影響によるという説明は,様々な研究の間にばらつきがある一方で,欲求先行刺激による驚愕反射が適切に抑制されるという非常に一貫性のある知見には相反する[317,379,381]。

ふたつめの仮説は,恐怖機能不全モデルが抱える様々な問題を踏まえて発展した。すでに述べたように,単一の"恐怖"システムは存在せず,それは部分的に分離可能であり,サイコパスでは,そのなかのいくつかのみが障害されている。報酬に関連する処理については,理解しづらい面がある。しかし,これについても,システムが分離可能であると考えることによって,わかりやすくなる。Veronaら[506]とMitchellら[348]によって示されたデータと,驚愕反射の調節に関するデータとの間の矛盾は,これに関してかなり有益な情報を与えてくれる[53]。可能性として,肯定的な情報による驚愕反射を仲介する基本脅威回路の抑制は,扁桃体を通らないルートで行われていると考えられる。実際に,扁桃体の障害が,視覚的脅威先行刺激による驚愕反射の増強を妨害するということについてはかなりのデータが存在するが[14,150],われわれの知る限り,肯定的視覚刺激による驚愕反射の抑制を妨害することを示す論文はまったくない。ここで展開している理論が正しいとす

ると，扁桃体損傷は，肯定的視覚刺激による驚愕反射の抑制を妨害しないことが明確に予測される。事実，サイコパスにみられる機能的障害は，語彙決定課題[328,522]，感情プライミング[55]，報酬／罰弁別課題[53]において，肯定的なものよりも否定的な情報で顕著であった。もちろん一方で，Veronaら[506]とMitchellら[348]によって行われた課題では，なぜ肯定的・否定的両方の刺激に対して同程度の障害がみられたのかということについては未だ不明のままである。しかし，情動認知神経科学における報酬に関する処理の理解が今後進めば，これについても明らかになるであろう。

まとめ

扁桃体によってなされる感情表象は，肯定的なものより否定的なものにおいてより顕著に機能的に障害されていると考えられる。言い換えれば，サイコパスでは，刺激 - 罰連関の形成／反応性は，刺激 - 報酬連関のものより障害されている。

社会認知

扁桃体は，社会認知のある側面，特に顔刺激の情動認知において重要な役割を果たすと考えられている[2,29]。ひとつめのパラダイムでは，被験者に，自然な表情をした様々な人の写真が提示され，その人が信頼できるかどうか判断するよう求められた。健常者は，信頼できる顔かどうか正常に判断するのに対し，扁桃体損傷がある患者は，異常なパターンの判断を行った[3]。最近の神経画像研究により，健常者は，信頼できる場合より信頼できないと判断する顔に対して，扁桃体の活性が高まることが明らかになり，信頼性の判断に扁桃体が関与しているという考えがさらに支

持された[523]。ふたつめのパラダイムでは、被験者は、目の周辺だけの情報に基づいて、その人の複雑な社会的情動について判断を求められた[27]。扁桃体損傷がある患者はこの課題ができず[5,480]、また神経画像によって、課題遂行中に扁桃体が活性化されることが示された[28]。しかしながら、これらふたつの社会認知課題に扁桃体が明らかに関与しているのにもかかわらず、サイコパスは、信頼性の判断でも[427]、目から複雑な社会的情動を読み取る課題でも[426]、障害を示さない。

現在のところ、これら社会認知に関する明確なモデルは提案されていない。そして、これら社会認知機能と、刺激 - 報酬／罰連関の形成に関する既知の扁桃体の役割とを関連づけて解釈しようとする試みはこれまでまったくなかった。社会認知機能には、扁桃体自体ではなく、扁桃体に隣接する皮質あるいは扁桃体を通り過ぎる線維束が関与しているということも考えられる。しかし、社会認知に扁桃体が関与していると想定するならば、われわれがこれまでに展開してきた扁桃体仮説をある程度限定する必要がある。サイコパスは、必ずしも扁桃体機能のすべてが障害されているわけではない。刺激 - 強化連関の形成に関連するものだけが障害されており、そのなかでも、刺激 - 報酬連関より刺激 - 罰連関形成の障害がはるかに顕著である。

❖ まとめ

扁桃体が関与すると考えられる社会認知機能、すなわち顔刺激の情動認知については、サイコパスは機能不全を示さない。これらの結果から、刺激 - 罰／刺激 - 報酬連関形成は弁別されており、サイコパスでは、扁桃体機能のすべてが等しく障害されてい

るのではないという考えが、さらに支持される。

これらの限界が示唆する意味

　サイコパスは，扁桃体損傷患者と同等の障害を示すわけではない。刺激 - 報酬連関形成や社会認知といった扁桃体が関与していると思われる機能は，サイコパスでは，軽度に障害されているだけか，あるいはまったく損なわれていない。このことは，われわれの仮説では，サイコパスの根本的原因は遺伝子異常であって，扁桃体機能の全体が障害されて発症するのではないことを示唆する。つまりは，遺伝子異常がおそらく扁桃体機能のある一部と関連するある特定の神経伝達物質を阻害することで，より選択的に障害を与えていると考えられる。

　われわれの推測では，サイコパスの根底にある遺伝子異常が神経伝達物質の機能を阻害し，その結果，扁桃体の刺激 - 罰連関形成の機能を特異的に低下させていると思われる。特定の遺伝子の多型性は，特定の神経伝達物質システムの機能を変化させうる[319,461,503]。しかし，サイコパスではどの神経伝達物質が機能不全に陥っているのかは，まだはっきりはしていない。可能性として，ストレス／脅威刺激に対するノルアドレナリンの反応が阻害されているということがありうる[53,64]。最近の興味深い研究で，ノルアドレナリンがヒトの意志決定時の嫌悪手がかりによる影響の調節に関与しているという指摘がなされている[435]。さらに，薬理学的データによっても，ノルアドレナリンを操作することが悲しみの表情の処理に選択的に影響を与えることが示唆されている[239]。ノルアドレナリン異常と反社会的行動／行為障害との関連を示した研究[406,432,433]が，この仮説をさらに支持する。こうした観点か

ら，不安障害でノルアドレナリン機能が増大しているようであるという指摘[117]は，重要である。つまり，サイコパスにみられる情動障害と正反対に，嫌悪手がかりに対して高い反応性を示す集団において，ノルアドレナリン機能が増大していることになる。したがって，サイコパスに存在すると考えられる遺伝子異常がノルアドレナリンのシステムを妨害し，嫌悪刺激の効果が弱められている可能性がある。

まとめ

刺激‐報酬連関形成や社会認知といった扁桃体の関与が想定される機能において，サイコパスが比較的軽度にしか，あるいはまったく障害されていないことを示唆する数々のデータは，扁桃体機能不全仮説の限界を示している。そのことから，サイコパスの根本的原因は遺伝子異常であることが推測され，扁桃体機能全体が障害されるのではなく，おそらく扁桃体機能のある一部と関連するある特定の神経伝達物質の機能が阻害されることで，より選択的に障害されていることが示唆される。われわれは，サイコパスでは，ストレス／脅威刺激に対するノルアドレナリンの反応が障害されていると主張したい。

扁桃体以外の機能不全

扁桃体は，海馬，上側頭溝，紡錘状皮質，前帯状回，眼窩前頭前皮質など様々な構造物と神経接続している（本章の第1節参照）。扁桃体からの求心性入力が欠如することで，これらはいずれも障害を来しうる。さらに，あるいは代案として，遺伝子異常が神経

伝達物質の機能を障害しているとしても、その機能不全が扁桃体に限局されているということは考えにくい。もちろん、ある神経領域において、患者群が対照群より活動の低下を示すということだけで、その部位が機能不全にあると想定してしまうことについてもまた、慎重になる必要がある。ある神経領域が機能不全や刺激に対する反応性の低下を示しているのならば、そこから入力を受けている領域もすべて、活動低下を示すだろう。例えば、サイコパスは、前帯状回の機能低下を示すことが示唆されている[285]。しかし、この指摘は、情動記憶課題施行中に活動低下がみられたという結果を基にしている。情動記憶には扁桃体が関与しており[104]、扁桃体でもまた、サイコパスにおいて活動低下がみられた。われわれは、サイコパスに前帯状回の機能不全があるという近年のデータに納得していない。実際に、ストループ課題[336]によって示される認知的葛藤現象への対応のような前帯状回が必要とする機能は、サイコパスでは障害されていない。しかし、われわれは、サイコパスでは扁桃体機能のある一形態だけが損なわれていると主張しているのではない。サイコパスが、眼窩／腹外側前頭前皮質の機能不全も呈しているという確かな証拠が存在する。それは、サイコパス研究で注目を集めてきたふたつの機能、すなわち、応答逆転／減衰と反応制御である。

眼窩／腹外側前頭前皮質と応答逆転

応答逆転は、刺激の偶発的変化に対応して反応を変化させることに関係する。つまり、それまでは報酬が得られたが、現在は罰を受けるような反応を行わないことを学習することである[437]。逆転はここでは重大な要素で、被験者はある刺激に対する反応を

逆転する必要がある。したがって，応答逆転は，受動回避課題[362]とは関係しない。受動回避は，ある刺激には反応し，別の刺激には反応しないように学習するだけで，刺激に対する反応を逆転させる必要はない。応答逆転については，眼窩前頭前皮質が決定的に関連していることを示す神経心理学的・脳機能画像的研究が多く存在する[139,405,439]。

第7章では（図7-2参照），応答逆転を遂行するのに必要な処理過程をいくつか示した。このモデルのなかで，眼窩前頭前皮質は，応答逆転において，強化に対する予測と実際の結果とのずれの程度を測る役割を持つものとして提示されている。このことは，もし眼窩前頭前皮質に機能不全があれば，応答逆転が障害されることを示唆する。さらに，機能不全の程度が著しくなればなるほど，偶発的変化を見つけ出すことが困難になると考えられる。

サイコパスは，子供でも成人でも同程度に，受動回避[362,364]，恐怖表情の処理[76]，嫌悪条件づけ[331,414]といった扁桃体機能を測定する課題で成績が悪い。しかし，サイコパスの子供が，応答逆転や消去など眼窩前頭前皮質の機能を反映する課題で成績が悪いことを示すエビデンスは乏しい。Newmanのトランプ遊び課題[365]は，消去機能を測定する。被験者は，カードを引き続けていくなかで，報酬が得られる可能性が徐々に減っていくことを察知し，カードを引くことをやめるようにならなければならない。サイコパスの子供や成人はどちらも，この課題の成績が顕著に悪い[183,365,375]。しかし，次元内／次元外（ID/ED）パラダイムもまた，応答逆転を必要とする。被験者は，それまでは報酬を得られたが，今では罰を受けるようになった対象に対しては，選択をしないよう逆転する必要がある。サイコパスの成人は，この課題で顕著な障

害を示すが[347]，子供は示さない[74]。ではなぜ，サイコパスの子供は，応答逆転に関連するある課題はできないのに，別の課題はできるのだろうか？

　上にあげたふたつの課題の大きな違いは，偶発的変化がどれくらいはっきりしているかということである。トランプ遊び課題では，10回の試行を進めるにつれて強化比率が10％ずつ減少する。ID/ED課題では，最初に設定された学習条件がいったん達成されれば，強化比率は100％から0％にまで一気に変わる。このことは，偶発的変化を察知するという点では，サイコパスの子供と成人の両方が障害されているが，その障害の程度は成人でより顕著であることを示している。さらに，サイコパスの子供は，偶発的変化があまりはっきりしなければ障害を示し，また，どれくらい障害を示すかは，偶発的変化の現れ方に依存するであろうことを示唆する。

　最近われわれは，確率的応答逆転パラダイムを用いて，この仮説を検証した。この課題では，被験者にはペア刺激が提示された。それぞれのペアにおいて，ある刺激は別の刺激より報酬を受ける可能性が高かった。その可能性は，ペア全体を通して異なった（つまり，Aペアでは刺激1に対して報酬が100％得られるが，Bペアでは刺激1に対して90％しか得られないなど）。ある回数の試行の後，状態が逆転する（つまり，Aペアでは刺激2に対して報酬が100％得られるが，Bペアでは刺激2に対して90％しか得られないなど）。サイコパスの子供は，偶発的変化が明確なときは応答の逆転をするのにまったく困難を示さなかったが，偶発的変化が不明確になるにつれて顕著な障害を示すようになった[97]。したがって，この結果は，偶発的変化を察知することが，サイコ

パスの子供と成人の両方で障害されているが，その障害の程度は成人ではより顕著であるというわれわれの仮説を支持する。

腹外側前頭前皮質と反応制御

腹外側前頭前皮質は，運動反応の葛藤解消に大きく関与している。刺激によって複数の運動反応が活性化された場合，眼窩前頭前皮質はその葛藤を解消して，そのなかのひとつの運動反応だけが行われるように適切に処理する。これまでに論じてきたのは，報酬／罰に対する予測とその予測の結果によって意志決定がなされるような状況であった。しかし，腹外側前頭前皮質はまた，報酬／罰に対する予測がまったくない課題においても，反応の葛藤解消に関連する。こうした課題は，反応制御課題と呼ばれる。

反応制御課題として，go/no-go課題とstop課題のふたつがある。go/no-go課題では，被験者は，ある刺激群には反応し，そうでない刺激群には反応しないように指示される。例えば，画面上に，X以外の文字が現れたときにはいつも，ボタンを押すように言われる。画像研究によると，go刺激の数と比べてno-go刺激が比較的少ないとき（つまり，反応するほうが優勢な状況），腹外側前頭前皮質が機能し，go刺激への反応と，課題に従って反応を抑制するという目的との間の葛藤解消に関与することが示されている[110]。stop課題では，刺激が提示され，stop信号が現れない限りできるだけ早くそれらの刺激に反応し，stop刺激が現れたら反応を停止するよう指示される[327]。

反応制御課題は興味深い。なぜなら，これは眼窩／腹外側前頭前皮質に関与しているが[110]，報酬／罰を算定したり，強化の偶発的変化を検知することには関係しないからである。したがって，

反応制御課題は，サイコパスには，情動に根ざさない運動反応制御の障害があるのかどうかを直接検査することができる。反応制御課題を遂行する能力についての研究は，比較的少ない[284, 308, 442]。しかし，go/no-go課題を用いた3つの研究のうちふたつにおいて，サイコパスの障害が報告された[308, 442]。もうひとつの研究では，課題の成績には問題はみられなかったが，サイコパスはno-goの施行時に，異常なERP反応を示すことが明らかになった[284]。stop課題を用いた研究もひとつだけあり，サイコパスではstop信号後の反応抑制が劣ることが示された[442]。

眼窩前頭前皮質と嫌悪条件づけおよび道具的学習

サイコパスは，前頭葉全般あるいはそのなかでも眼窩前頭前皮質の機能不全に起因するという指摘が数々なされてきた[146, 147, 207, 407, 408]。サイコパスに眼窩前頭前皮質の病変が存在するかもしれないと考えるに足る根拠は実際ある[308, 347, 418]。この部位の病変は，応答逆転，消去，その他反応の変化を要するような課題における障害をもたらしうる。では，この病変は，サイコパスが示す嫌悪条件づけや道具的学習課題の障害についても説明しうるのだろうか？

眼窩前頭前皮質のニューロンは，嫌悪条件づけ，道具的学習，受動回避学習における刺激に対してそれぞれ異なった反応をするというデータが存在する[199, 455, 496]。図8-3に示したように[66参照]，これらニューロンは，ふたつ以上の選択肢からひとつを選ぶ必要があるときに重要な役割を果たすと思われる。けれども，嫌悪条件づけや道具的学習そのものに重要であると考える根拠はまったくない。置かれた状況にただひとつの刺激しかないのならば，眼窩前頭前皮質が関与する必要はないはずである。この考えに合致し

て，眼窩前頭前皮質損傷は，嫌悪条件づけ[39,404]や，道具的学習／受動回避[456]を障害しない。このことは，眼窩前頭前皮質は扁桃体とは違い，上記のどの機能にも必要でないことを強く示唆する。以上のことから，成人のサイコパスに眼窩前頭前皮質の病変は存在するかもしれないが，このことで嫌悪条件づけや道具的学習の障害についてまで説明することはできない。

眼窩／腹外側前頭前皮質とサイコパスの発症

これまでに，嫌悪条件づけや道具的学習に関するデータから，サイコパスには扁桃体の機能不全が存在することが強く示唆されると指摘してきた。明らかに，眼窩前頭前皮質ではなく扁桃体損傷が，これらの機能を障害する[10,39,150,287,404,456]。しかしながら，ここまで論じた反応制御課題に関するデータからは，扁桃体の機能不全が原因ではなく，サイコパスは，眼窩前頭前皮質の病変によるものであることが示唆される。さらに，応答逆転パラダイムの知見からは，眼窩前頭前皮質の機能不全は，サイコパスの子供ではなく成人において著明であることが示されている。つまり，強化の偶発的変化がごくわずかであるとき，サイコパスは子供でも成人でも感度が低下するが[183,365,375]，変化が強い場合，成人サイコパスだけが異常を示す[74,347]。

既述の扁桃体機能不全のエビデンスから，サイコパスにみられる眼窩前頭前皮質の病変の原因について，いくつかの可能性が考えられる。第一に，眼窩前頭前皮質の病変は，扁桃体の病変と発達的に無関係ということもありうる。例えば，扁桃体，眼窩前頭前皮質それぞれの発達に対して，遺伝的影響が互いに独立して存在するのかもしれない。第二に，扁桃体と眼窩前頭前皮質との間

には豊富な相互接続がある[8,109]。扁桃体から眼窩前頭前皮質への求心性入力が欠如することによって，徐々に成長過程が進むにつれて，眼窩前頭前皮質の発達が阻害されるということもありうる。第三に，サイコパスは一般と比べて，重度な薬物乱用・依存，多剤使用を示す[250,469]。アルコールや薬物依存の者は，眼窩前頭前皮質の機能を測る課題で成績が悪い[42,213,434]。つまり，サイコパスが選択する生活様式が眼窩前頭前皮質の病変の原因であるということもありうる。

　ここで注目すべきことは，応答逆転パラダイムの障害からも示されるように，サイコパスにみられる眼窩／腹外側前頭前皮質の機能不全は，反応的攻撃の増大に関連しているのかもしれないということである。第7章で，応答逆転が適切にできない者は，欲求不満となるリスクが高いことを論じた。つまり，そうした人々は，偶発的変化が周囲に起きたとしても，それまで目的達成のために進めていた行動を容易に修正することができない。欲求不満が攻撃のきっかけになることはよく知られている[45]。これらのことから，サイコパスは，眼窩／腹外側前頭前皮質の機能不全のために，反応的攻撃の増大を来すと考えられる。

結　　論

　本章では，サイコパスの発症についての認知神経学的モデルを展開した。このモデルの中核となる仮説は，サイコパスには扁桃体の機能不全が存在するというものである。扁桃体機能不全は，嫌悪条件づけ，道具的学習，恐怖や悲しみの表情認知の障害をもたらす。こうした障害があることによって，他者に危害を加える

ような行動を回避することができなくなり、社会化が妨害される。財産や尊敬を得る機会が乏しく、犯罪に手を染めてしまうような状況に置かれると、健常者に比べてサイコパスは容易にそれを実行に移してしまう。

さらに、サイコパスに眼窩前頭前皮質の機能不全が合併している可能性についても指摘した。この機能不全のひとつの側面である逆転学習課題の障害は、扁桃体の病態と関連があるのかもしれない。しかし、別の側面である反応制御課題の障害は、扁桃体の病変と結びつけるのは難しい。このことは、扁桃体に加えて、眼窩前頭前皮質にも病変が存在することを示唆する。今のところ、扁桃体と眼窩前頭前皮質の病変が、どの程度発症の因子にそれぞれ関与しているのかについては不明確である。

第9章

難題と結論

　この本では,サイコパスに関する近年の有力ないくつかのモデルを提示し,次にそれらモデルの限界を示し,そのうえで,限界を超えるふたつの新たな仮説について論じてきた。それら認知神経学的システムのひとつは反応的攻撃に(第7章),もうひとつは情動学習に関連していた。これらのシステムが幼少期から障害されると,サイコパスにみられる様々な情動の問題を呈することが示唆された。情動障害は,道具的攻撃の亢進のリスクを高め,社会化を阻害する。この最後の章にはふたつの目的がある。ひとつは,ふたつのモデルが直面するさらなる難題を検討すること,もうひとつは,いくつかの結論を導き出すことである。

残された難題

　本節では,3つの難題を検討する。それは,(1) サイコパスと注意欠陥多動障害は,それぞれ別の病態生理を有することが明ら

かになっているにもかかわらず，高率に合併すること，(2) 同じく社会認知の障害がみられる自閉症もまた，障害としてはまったく異なるにもかかわらず，扁桃体の機能不全が指摘されていること，(3) サイコパスに意味記憶システムの障害の存在が示唆されること，である。これら難題について，順に検討を行っていく。

注意欠陥多動障害

第2章でも述べたように，ADHDは「相当の発達水準では通常みられない頻繁かつ重篤な不注意ないし多動・衝動性」と定義される[11]。ADHDには高率にサイコパス傾向が合併するにもかかわらず[20,34,134,333]，ADHDの児童にみられる認知神経学的障害は，サイコパスにはほとんどみられない。これが検討すべき難題である。

このことを考えるにあたって，まず，現在のADHDについての仮説を整理しておこう。とりわけ，Barkley[25など]の"行動抑制"仮説を検討し，その後に，Cohenの遂行機能モデルにおける"課題要求"要素の障害ととらえることで，ADHDがより適切に説明できることを示す。また，ADHDには遂行機能障害が存在する一方で，サイコパスには遂行機能障害が存在しない（少なくとも内側および背外側前頭前皮質によって仲介される遂行機能に関して）という明確なエビデンスがあることにも触れる。そして，サイコパスにみられる腹外側前頭前皮質の機能障害に言及することによって，この難題を解決しようと思う。さらに，この腹外側前頭前皮質の機能的障害を示すサイコパスは，ADHDの衝動性の要素のリスクが高まることを指摘する。また，ADHDに，腹外側前頭前皮質の機能的障害がみられる場合，反応的攻撃を示すリスクが高まることについても述べる。

Barkleyは，ADHDの本質は，"行動抑制"の障害にあると主張している[25]。そして，行動抑制の障害によって，4つの遂行機能が適切に働かないと考えた。それらは，Barkleyのいうところの，非言語性作動記憶，言語性作動記憶，感情／動機／覚醒の自己制御，再構成である。ここでの目的は，Barkleyの仮説を完全に否定することではない。しかし，Barkleyの仮説では，行動抑制の障害には4つの遂行機能すべてに問題がみられるとされていることに気をつけなければならない。というのも，ADHDは確かに遂行機能不全を示すが，すべての遂行機能が同じように阻害されているわけではない。例えば，言語性作動記憶課題において，ADHDは特に成績は悪くない[118, 385, 420]。

　Barkleyの仮説のもうひとつの問題は，それがかなり曖昧なことである。4つの遂行機能システムの特性と行動抑制との間の関係がどのようなものなのか，はっきりと説明されていない。けれども，他の研究者たちによって，遂行機能に関するより厳密な理論形成がなされてきている。なかでも，Cohenらによって展開された課題文脈モジュールモデルが興味深い[127, 128, 130]。このモデルは元来，ストループ課題や持続処理課題の遂行能力を説明する際に用いられてきた[127, 128]。ADHDは，これらの課題で著明な障害を示す[26, 172, 385]。モデルの説明の前に，ストループ課題についてごく簡潔に記述しておく。

　よく知られているパラダイムは，古典的な語-色ストループ課題である[482]。青いインクで書かれた"緑"という文字のインクの色を答えるときの反応時間は，同じ"緑"が緑のインクで書かれている場合に比べて長くなることをStroopは発見した。このインクの色を答える反応が遅れることを，ストループ効果という。

ストループ課題における課題文脈モジュールモデルは，ふたつの処理過程を含む。ひとつは，語の理解で，もうひとつは，文字の色を同定することである。刺激は，特性特有の表象によってコード化され，それぞれの反応に対応するユニットが出力層に収束する。ユニットに関連する経路の活性化を通して，処理が行われる。モジュール内において，表象群は互いに抑制的である（図9-1参照）[129,130]。経路の活性化の度合いは，モデルに含まれる様々な種類の入力によって，過去にどれだけ刺激を受けたかで決定される。ヒトは，色の同定よりも語の理解についてより豊富な経験を持つことを考えると，このモデルでは，語の理解のほうが受ける刺激が多いと思われる。こうした刺激の強さの非対称性のために，色の同定よりも語の理解の経路の神経接続のほうが密接になる。つまり，語の理解が有力な反応となる（図9-1に，語の入力ユニットと出力反応を結ぶ線が太字で描かれている）。課題文脈モジュールモデルもまた，遂行特性である文脈モジュールの存在を規定する。これは，課題関連刺激特性のそれぞれに対応するふたつのユニットを含んでいる。反応競合状態（すなわち色を同定すること）では，文脈モジュールが課題関連情報処理を援護し，課題に関連しない情報を競合から除外することによって，この葛藤を解消する。つまり，ストループ干渉をどの程度受けるのかは，過去の経験だけでなく，文脈モジュールがどれくらい影響を与えるかにもよるということが，課題文脈モジュールモデルによって予測される。

　新しい展開として，反応ユニットの対立（共活性）に応答する階層を伴うより特異的な制御システムの存在が付加された[129,130]（図9-1参照）。これは，処理ユニットの反応性を全体的に高める

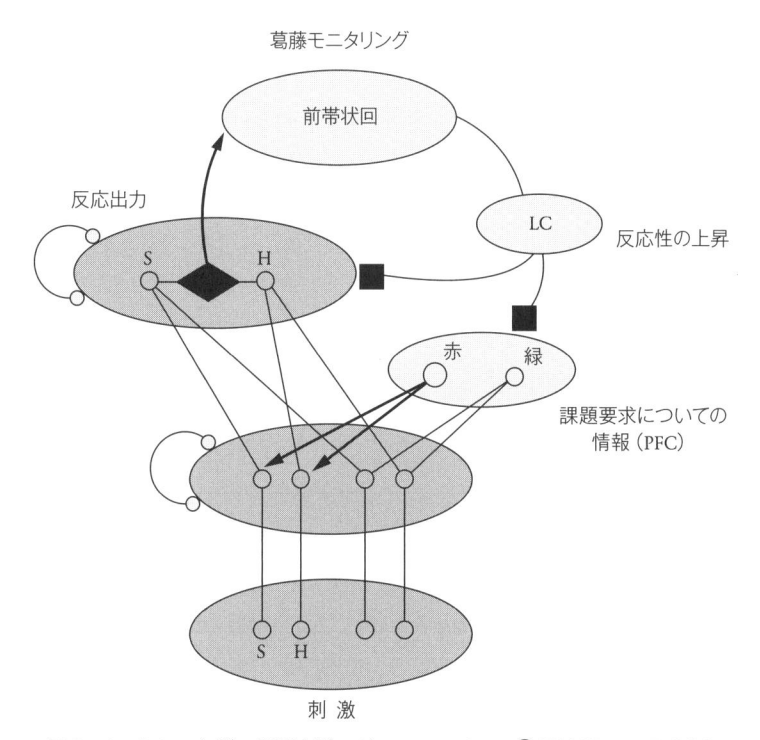

図9-1 Cohenら[130]の課題文脈モジュールモデル。©2000 Nature Publishing Group。著者と Nature Publishing Group の許可を得て引用。

課題の遂行に直接関連する要素は濃い楕円で，その制御に関連する要素は薄い楕円で示した。刺激は，特性特有の表象によってコード化され，それぞれの反応に対応するユニットが出力層に収束する。モジュール内において，表象群は互いに抑制的である。このモデルは，課題に関連する情報処理と関連しないものとが左右対称に描かれているということを除いて，ストループ課題のように詳しく調べられているその他の競合課題とまったく同じであるということは重要である。このモデルには，反応ユニットの対立（共活性）に応答する階層を伴うより特異的な制御システムの存在が付加された。これは，処理ユニットの反応性を全体的に高める神経調整システム（青斑核，LC）を誘発する（例えば，図の四角とのつながりによってもたらされる獲得変化）。また，反応ユニットへの影響による運動準備とともに，特定の課題要求表象への影響による選択的注意の調節を行う（PFC）。

神経調整システムを駆動させる（例えば，図の四角とのつながりによってもたらされる獲得変化）。また，反応ユニットへの影響による運動準備とともに，特定の課題要求表象への影響による選択的注意の調節を行う。

　Cohenのモデルが重要なのは，課題要求モジュールに機能不全があると，色の同定条件で障害を示すだろうということが，はっきりと予測できることである。このモデルによると，色の同定の課題要求表象が活性化することで，色 - 同定経路が活性化され，課題の成績が良くなる。この課題要求の活性化は，語の理解よりも色の同定において重要な役割を果たす。というのは，色 - 同定経路は語 - 理解経路よりずっと弱いからである（色の同定という経験が少ないため）。

　ADHDが課題要求モジュールの障害に関係していると仮定するならば，色 - 語干渉条件はもちろんだが，色 - 同定条件においても障害を示すと予測できる。こうした予測は，行動抑制理論と完全に矛盾する。多くの先行研究によって，ADHDは対照群と比較して，色 - 同定と色 - 単語干渉の両方の条件で成績が悪いことが示されている[140, 316, 368, 422]。つまり，行動抑制理論ではなく，課題要求モジュールから導かれる予測が支持される。

　まとめると，ADHDには遂行機能不全があるという明らかな証拠が存在する。そして，この機能不全は，Cohenによる課題文脈モジュールモデルによって最もその特性が説明されうる。ADHDとは対照的に，サイコパスにはこうした遂行機能不全はみられない。サイコパスは，ウィスコンシンカード分類検査[308]や，ID/ED課題のED要素[347]といった古典的な遂行機能検査において何の障害も示さない。ADHDは，これらの課題の両方で成績が悪

い[385, 520]。サイコパスは，ストループ課題，あるいはそれによく似た課題[57, 470]でまったく障害を示さないか，むしろ受ける干渉が減少する[367]。これまで述べたように，ADHDは，これらの課題で著明な障害を示す[140, 316, 368, 385, 422]。さらに，ADHDは，右の前頭前皮質‐線条体システムの機能不全に関連しているが，扁桃体の機能不全とは関連しないことがわかっている[112, 201]。今まで論じてきたように，扁桃体機能不全はサイコパスの中核をなしている。しかしながら，このように病理に明らかな相違があるのにもかかわらず，ADHDは高率に行為障害[49, 254, 488]，およびサイコパス傾向を合併する。われわれの研究によると，75％以上に合併がみられる[134]。

　図9‐2に，この仮説が因果モデルとして示されている。第8章で，ノルアドレナリンに関連する神経伝達物質異常が，サイコパスにみられる扁桃体機能不全の原因であることを示唆した。神経伝達物質の異常自体もBA47の機能低下をもたらすが，別の概念的説明として，扁桃体からの求心性入力の減少の二次的な結果によって起きるというものがある（図9‐2には両方が示されている）。認知レベルでは，BA47の機能不全は，反応制御と応答逆転の障害をもたらす。その結果，行動レベルでは，それぞれ多動および反応的攻撃（そして，go/no-go課題と応答逆転課題の成績低下）の可能性を高める。つまり，これまで明らかになっているサイコパス傾向に関する病態を基に考えると，少なくともADHDの多動型にサイコパス傾向が高率に合併することが予想される。しかし，ADHDの注意欠陥型についてはそうではない。サイコパスは，ストループ，注意持続，ID/EDのED課題などでは遂行機能障害を示さない。

　図9‐3で展開されているモデルに従うと，ADHDの"純粋な"

生物学的レベル

遺伝負因
↓
神経伝達物質異常
(ノルアドレナリンが関連?)
↓
扁桃体のニューロンの反応性低下
(特に罰情報に対して)
↓
腹外側前頭前皮質の機能障害

社会レベル

過去の強化学習
社会的環境

認知レベル

行動上の葛藤が起こる状況での反応不全

刺激-罰連合の形成不全
→ 学習された反社会的行動パターン

行動レベル

- ADHDにおける衝動的行動の要素
- 反応制御課題の成績低下 (例:go/no-go課題)
- 情動障害による一連の行動 (PCL-Rの因子1)
- 道具的攻撃やその他の反社会的行動
- 受動回避学習障害や恐怖表情の認知障害

サイコパス

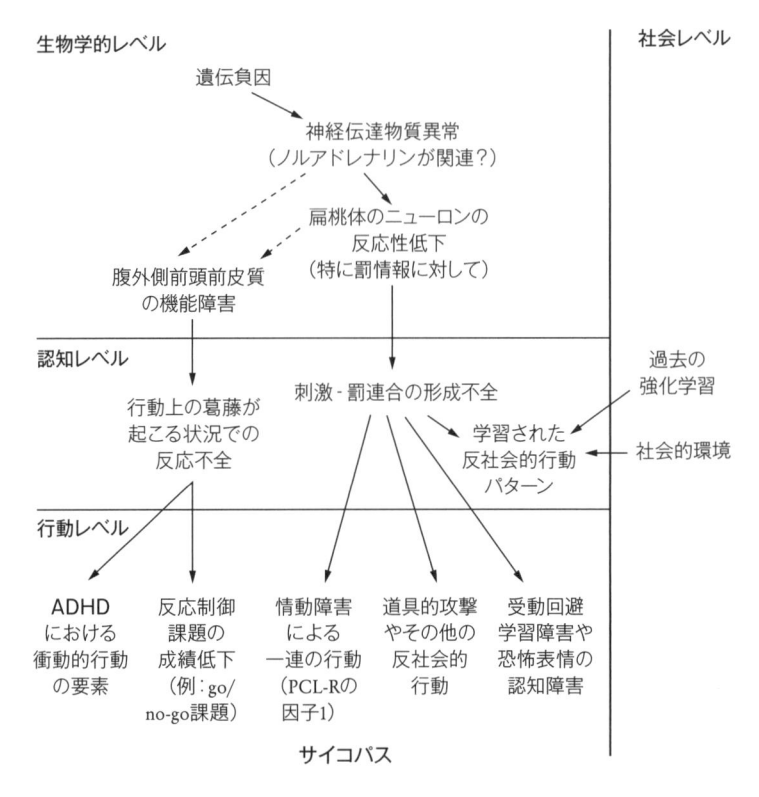

図 9-2 サイコパスの因果モデルと ADHD との関係

ケース(すなわちサイコパス傾向がみられないもの)には,注意欠陥や多動の問題の他に,反応的攻撃のリスク増大の可能性がある。これは,腹外側前頭前皮質に機能不全が存在するときに起こりうる。しかし,サイコパスが示す道具的攻撃は示さないであろう。道具的攻撃は,扁桃体の機能不全に関係している(第 8 章参

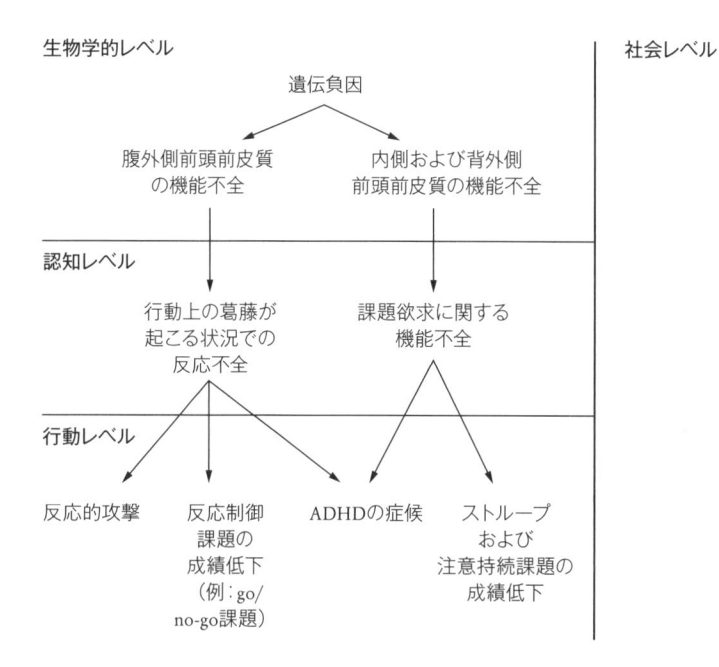

```
生物学的レベル                                          社会レベル
                         遺伝負因
                        ↙      ↘
            腹外側前頭前皮質      内側および背外側
              の機能不全         前頭前皮質の機能不全
─────────────────────────────────────────────
認知レベル
                ↓                    ↓
          行動上の葛藤が        課題欲求に関する
          起こる状況での           機能不全
             反応不全
─────────────────────────────────────────────
行動レベル
          ↙        ↓            ↓        ↘
       反応的攻撃  反応制御    ADHDの症候   ストループ
                 課題の                     および
                 成績低下                注意持続課題の
                 (例:go/                   成績低下
                 no-go課題)
```

図9-3　ADHDの因果モデル。ADHD患者が示す反応的攻撃のリスク増大に関する仮説を示した。

照)。そして，ADHDには扁桃体機能不全はみられない[112, 201]。

自閉症

検討すべきふたつめの課題は自閉症である。自閉性障害は，DSM-IV [11, p.66] では，「対人的相互作用，意思伝達の質的な障害，また，行動，興味および活動が限定され，反復的で常同的な様式」と定義される。自閉症がサイコパスにとって難題なのは，自閉症にサイコパスが合併するからではない。実際には，引きこもりが

ちなどの自閉症の特徴は，サイコパスの示す表面的な対人関係様式とまったく異なるので，合併することなどありえそうもない。しかし，自閉症はサイコパスと同様に，社会認知の障害である。また，これらの疾患はともに，扁桃体の機能的障害と関連づけられてきた[29]。

自閉症に扁桃体の構造異常があることがこれまでに示されている。しかし，サイコパスについては扁桃体体積の減少が報告されている[490]のと対照的に，自閉症については，青少年・成人ともに，扁桃体体積の増加が指摘されている[1, 267, 474]。ただし，体積減少を示す研究[19]と，グループ間に有意差はないとする研究[246]も存在する[87のレビュー参照]。

機能の観点からみると，事態は複雑ではあるが，この難題を少しずつ解きほぐすこともできるかもしれない。第8章で論じたように，扁桃体は社会認知の情動面の機能だけでなく，刺激 - 罰連関と刺激 - 報酬連関の形成にも関与している。まず，刺激 - 罰連関を形成する能力について検討してみよう。そこから，サイコパスでは，罰に対する感受性，そしてその結果，刺激 - 罰連関形成能力が，著しく障害されていることが示唆される[53]。しかし，このことが自閉症にも当てはまるというエビデンスは存在しない。事実，サイコパスは不安の減少を示すのにもかかわらず，自閉症は増加を示す[202, 443]。つまり，サイコパスは刺激 - 罰連関形成能力が障害されているが，自閉症はそうではないと考えられる。

社会的情動認知はどうであろうか？ 第8章では，これに関するふたつの課題について検討した。目から社会的情動を読み取る課題と顔の表情から信頼性を判断する課題である[4, 30]。サイコパスは，これらの課題で障害をまったく示さない[426, 427]。一方，自閉

症は，両方の課題において成績が悪い[4, 30]。

つまり，自閉症とサイコパスが示す障害は，明らかに異なっている。だが，これら障害がともに扁桃体機能不全と関連している可能性がある。サイコパスについては，このことに関してまず間違いないと考えられる（第8章参照）。自閉症に関しても，神経画像研究によって，目の課題[28]と信頼性の判断課題[523]の両方において扁桃体の反応の異常が指摘されている。さらに重要なことに，扁桃体の損傷患者は，これらふたつの課題を適切に行うことができない[4, 480]。もし，自閉症とサイコパスが扁桃体の機能不全に起因すると想定するならば，これらの疾患が示す機能的障害が著しく異なっていることについて深く考える必要がある。サイコパスは，刺激‐罰連関形成の障害を示すが，社会的情動認知には問題はみられない。一方，自閉症は社会的情動認知の障害を示すが，刺激‐罰連関形成の問題はみられない。

もちろん，自閉症が示す社会的情動認知の障害は，扁桃体の機能不全そのものを反映しているわけではないという可能性もある。例えば，顔の表情認知についての発達の障害や情報処理不全の結果なのかもしれない。事実，自閉症は，紡錘状回や上側頭溝といった顔の表情認知に関係する部位に障害があることが指摘されている[457]。この点については，さらなる研究が必要である。

すべてに関わる障害

3つめの難題は，真の難題ではない。それは事実についての記述である。これまで展開してきた様々なモデルは，サイコパスが示すすべての障害を説明できるわけではない。第8章で論じた統合的情動システムについても，サイコパスが示すある障害につい

て現在のところ説明ができていない。それについて簡単にまとめておく。

サイコパスは，ある種の意味処理課題において障害を示すという知見が得られている。例えば，HareとJutai[231]の研究では，被験者は単語をカテゴリー分類するように求められた。カテゴリーが生物といった"抽象的"意味を持つ場合，サイコパスは，単語刺激が右視野に提示されたとき障害を示した（左のときには問題なかった）。また，Kiehlら[282]は，単語の具象性が語彙決定に与える影響について調べた。その結果，サイコパスは健常者に比べ，抽象語の語彙決定において誤りが多いことを明らかにした。しかし，具象語については，グループ間で差はみられなかった。この研究は，さらに神経画像研究によって確認された[286]。ここでも，被験者は抽象語と具象語に対して語彙決定を行うよう指示された。そして，サイコパスでは，右の前側頭回およびその周辺領域の神経反応の低下がみられた。

ここまで述べた研究，特にKiehlらの結果から，サイコパスには抽象語の処理に障害があることが示唆される。しかし，その他の研究によると，より一般的な意味／言語処理の障害がある可能性が示されている（特にNewmanらによる研究[328,367]）。Newmanら[367]の研究では，被験者はふたつの絵あるいはふたつの単語が概念的に関連しているかどうかを判断するように求められた。ここでは，ふたつの標的刺激と同時に妨害刺激も提示された（ふたつの絵を判断させる場合には単語の妨害刺激，単語の場合には絵）。健常者では，妨害刺激が標的刺激と概念的に関連しないとき，その判断は通常より速かった。一方で，サイコパスはそうではなく，妨害刺激の標的刺激処理への干渉がみられなかった。Lorenzと

Newman[328]の研究でも，サイコパスは健常者に比べ，語彙決定課題において単語の出現頻度の高さが言語の認識速度を高める効果が，著しく乏しいことが明らかになった。

　Newmanら[367]の研究にはいくつかの解釈が考えられる。ここでは，3つの可能性について検討してみたい。第一に，サイコパスでは，単語間の意味連関が低下しているのかもしれない。しかし，この考えは誤りであるように思われる。というのは，単語間の意味連関が低下しているのならば，意味処理自体の障害が予測される。しかし，ふたつの実験パラダイムによると，サイコパスは意味プライミング課題において正常であることがわかっている（第4章参照）[56,92]。つまり，サイコパスは，単語間の意味連関の形成および処理については問題ないと考えられる。第二に，Newmanら[367]によるサイコパス研究では，絵に概念的な関連があるかどうかという課題が含まれていたことが問題であった可能性がある。それでも，単語を意味カテゴリーで判断させる課題において障害がみられてもおかしくはない。こうした観点からすると，HareとJutai[231]の研究で，サイコパスは抽象的意味カテゴリー分類において障害を示したという知見は興味深い。これらの他に，3番目の説明方法が存在する。これまでのふたつの説明は，LorenzとNewman[328]による単語の出現頻度が言語の認識速度に与える効果が乏しいというデータを踏まえていない。このことからは，サイコパスと健常者では，言語システムの特性が決定的に異なっている可能性が考えられる。しかしながら，意味プライミング課題において正常であるという所見[56,92]からはやはり，そうは考えづらい。そのようなことから，第三の説明として，サイコパスの教育歴が関与している可能性がある。サイコパスの子供

は，より不登校などの問題を起こしやすい。抽象的概念は具象的なものより獲得が難しく，学習にも年月がかかる[135, 369]。サイコパスにおける言語処理の明らかな障害は，受けてきた教育の乏しさを反映しているのかもしれない。今のところ，これは難題のままである。

結　　論

この最終節では，サイコパスの発症および反社会的行動に関連する諸々の症候群などについて，6つの結論を示す。

行為障害と反社会性人格障害の診断には大きな問題がある

診断である以上，それが有効に機能するためには最低限満たすべき条件がある。それは，その診断をつけることによって，ある特異的な病理が同定され，それが何らかの方法によって治療へと結びつきうるということである。行為障害も反社会性人格障害もこの条件を満たさない。どちらの診断も雑多な特徴を持つ人々の集合であり，行われる治療もばらばらであるし，またその有効性もかなり疑わしい。本書では，反社会的行動を犯す危険性が高い障害へといたる6つの発症経路を検討してきた。それは，青年期限局型の行為障害を引き起こす"成熟ギャップ"（第3章），基本脅威回路の反応性を高める内的・外的要因（第7章），基本脅威回路の調整に関与する前頭葉機能の低下に影響を与える内的・外的経路（第7章），扁桃体機能不全を基盤としたサイコパスの発症（第8章）である。明らかに，異なる障害を示すこれら病理に対しては，それぞれに特異的な治療法を用いるべきである。しかしな

がら，今のところそうはなっていない。

　つまり，行為障害と反社会性人格障害の診断は見直すべきであると考えられる。これらは単一な症候群ではなく分離可能で，それぞれが様々な社会的／生物学的基盤を持ち，また，それぞれに対して個別の治療戦略を用いる必要があるだろう。

反応的攻撃と道具的攻撃の区別は重要な意味を持つ

　行為障害と反社会性人格障害という大ざっぱな疾患群を様々な病理へと分類する際に考えるべきことは，攻撃性を一元的にとらえてしまわないことである。本書で強く主張したいことは，反応的攻撃と道具的攻撃は区別されるべきであるということである。攻撃性を何らかの尺度で測ろうとするならば，その尺度が反応的攻撃あるいは道具的攻撃のどちらに関連しているのかについて，あらかじめよく考えておく必要がある。行為障害と反社会性人格障害の診断を満たす患者群を対象に研究するなら，まず最低限，反応的攻撃あるいは反応的かつ道具的攻撃を示す群に分離できるかどうかを考慮すべきである。本書でこれまで論じてきたように，反応的および道具的攻撃は，神経システムを土台に部分的に分離可能なものである。反応的攻撃あるいは反応的かつ道具的攻撃を示す者に対しては，それぞれの持つ特異的な病理をターゲットにした治療を行う必要がある。

　反応的攻撃と道具的攻撃は区別できないという批判や[103]，ある何らかの攻撃エピソードがどちらであるか実際に分類することは難しいとの指摘も存在するが，攻撃性を示す患者たちは，反応的攻撃のみを示す者と道具的かつ反応的攻撃を示す者の2群に分離できることを示す多くのデータが存在する[33,136,144,321]。さらに，因

子分析によって，道具的攻撃と反応的攻撃を区別することについての妥当性はすでに実証されている。それによると，道具的攻撃と反応的攻撃の間にはかなりの相関があるものの，1因子モデルよりも2因子モデルのほうがデータをうまく説明できることが示されている[400]。

第7, 8章で述べてきたように，反応的攻撃および道具的攻撃に関連する病理は，分離可能なものである。効果的治療のためには，この区別をよく理解することが重要である。

反社会的行動をとる者のほとんどには生物学的基盤は存在しない

本書では，多くを割いて，攻撃性と関連する脳の病態を検討してきた。しかし，このことは，反社会的行動すべてに生物学的基盤があるということを意味してはいない。それは実際間違いである。常軌を逸して高率に犯罪を行う者たちの5％については（ほとんどがサイコパス）生物学的基盤があるが，ほとんどの犯罪者については決してそうではない。例えば，第3章で論じた青年期限局型行為障害は，ある特定の社会的要因が潜在的に反社会的行動を引き起こす原因となって生じる。

反応的攻撃のリスク増大には多くの疾患と発症経路が関連している

多くの精神疾患は攻撃性のリスク増大に関係する。例えば，全般性不安障害（GAD），心的外傷後ストレス障害（PTSD），単一性・双極性うつ病，小児期双極性障害，間欠性爆発性障害，境界性人格障害（BPD），注意欠陥多動障害，サイコパスなどである。第7章では，反応的攻撃のリスクを高める4つの発症経路について概説した。基本脅威回路の反応性亢進およびその調節に関連する

前頭葉機能低下をもたらす内的・外的要因である。第7章でも述べたように，基本脅威回路の反応性亢進に関連する精神疾患（GAD や PTSD など）と，基本脅威回路の調節を行う前頭葉機能低下に関連するもの（小児期双極性障害や BPD など）とがある。

道具的攻撃のリスク増大に関連する生物学的基盤を持つ障害はサイコパスだけである

現在のところ，サイコパス以外に道具的攻撃のリスク増大に関連する生物学的基盤を持つ障害が存在することを示す知見は存在しない。道具的反社会行動のリスクが増大する障害なら存在するが（青年期限局型行為障害など），それらには生物学的基盤がない。第8章では，サイコパスに関する仮説を示した。簡単に言えば，このモデルでは，遺伝子異常によって扁桃体の機能が障害され，嫌悪刺激に対する反応性が特異的に低下していることが示唆される。この情動反応の低下という独特の病理のために，何らかの目的を達成しようとするときに反社会的行動を学習し，社会化が阻害される。

今後行うべき研究

ここ10年ほどの間に，サイコパスに関する理解は大幅に進んだ。サイコパスの生物学的基盤について考察し，まとまりのある仮説を提示することも今や可能である。機能的障害に関する様々なモデルが作成され，以前に比べてかなりの精度をもって推論を立てることができるようになった。しかしながら，いくつかの大きな疑問が残されている。サイコパスの情動障害には遺伝的負因が存在すると考えられるが，どの遺伝子が関係し，どのようにし

て実際に影響を与えているのかはまったくわかっていない。サイコパスには扁桃体と眼窩前頭前皮質の障害が存在すると想定されるが，これらの障害は同一の遺伝子異常に基づいているのか？ あるいは，前頭前皮質の機能不全は，サイコパスの生活様式からくるものなのか？ 前帯状回といったその他の神経システムも関係しているのか？ 罰そして報酬に関する情報処理能力に機能的な違いはあるのか？ あるとするならば，その原因は何なのか？

　最後に，そしておそらくこれがあらゆるもののなかで最も重要となる問いかけがある。獲得された多くの科学的知見を，反社会的行動を示す患者群に対する治療へと最大限生かすためには，それらをいったいどのように活用すればいいのだろうか？

文　献

1. Abell F., Krams M., Ashburner J., Passingham R., Friston K., Frackowiak R., Happe F., Frith C., Frith U. (1999). The neuroanatomy of autism: a voxel-based whole brain analysis of structural scans. *Neuroreport*, 10(8), 1647-1651.
2. Adolphs R. (2003) Is the human amygdala specialized for processing social infomation? *Annals of the New York Academy of Sciences*, 985, 326-340.
3. Adolphs R., Tranel D., Damasio A. R. (1998). The human amygdala in social judgment. *Nature*, 393, 470-474.
4. Adolphs R., Sears L., Piven J. (2001) Abnormal processing of social information from faces in autism. *Journal of Cognitive Neuroscience*, 13(2), 232-240.
5. Adolphs R., Baron-Cohen S., Tranel D. (2002). Impaired recognition of social emotions following amygdala damage. *Journal of Cognitive Neuroscience*, 2002; 14, 1264-1274.
6. Alexander M., Perachio A. A. (1973). The influence of target sex and dominance on evoked attack in Rhesus monkeys. *American Journal of Physical Anthropology*, 38(2), 543-547.
7. Amaral D. G. (2001). The amygdaloid complex and the neurobiology of social behaviour. Paper presented at the Society for Research in Child Development, Minneapolis.
8. Amaral D. G., Price J. L., Pitkanen A., Carmichael S. T. (1992). Anatomical organization of the primate amygdaloid complex. In J. P. Aggleton (ed.), *The Amygdala: Neuro biological aspects of emotion, memory, and mental dysfunction*, 1-66. New Yolk: John Wiley & Sons.
9. Ambrogi Lorenzini C. G., Bucherelli C., Giachetti A., Mugnai L., Tassoni G. (1991) Effects of nucleus basolateralis amygdalae neurotoxic lesions on aversive conditioning in the rat. *Physiology and Behavior*, 49, 765-770.
10. Ambrogi Lorenzini C. G., Baldi E., Bucherelli C., Sacchetti B., Tassoni G. (1999). Neural topography and chronology of memory consolidation: a review of functional in-activation findings. *Neurobiology of Learning and Memory*, 71, 1-18.
11. American Psychiatric Association (1994). Diagnostic and Statistical Manual of Mental Disorders, 4th edn. Washington, DC: American Psychiatric Association.
12. Anderson A. K., Phelps E. A. (2001). Lesions of the human amygdala impair enhanced perception of emotionally salient events. *Nature*, 411, 305-309.
13. Anderson S. W., Bechara A., Damasio H., Tranel D., Damasio A. R. (1999). Impairment of social and moral behaviour related to early damage in human prefrontal cortex. *Nature Neuroscience*, 2, 1032-1037.
14. Angrilli A., Mauri A., Palomba D., Flor H., Birhaumer N., Sartori G., et al. (1996).

Startle reflex and emotion modulation impairment after a right amygdala lesion. *Brain*, 119, 1991-2000.
15. Aniskiewicz A. S. (1979). Autonomic components of vicarious conditioning and psychopathy. *Journal of Clinical Psychology*, 35, 60-67.
16. Aron A. R., Fletcher P. C., Bullnlore E. T., Sahakian B. J., Robbins T. W. (2003). Stop-signal inhibition disrupted by damage to right inferior frontal gyrus in humans. *Nature Neuroscience*, 6(2), 115 -116.
17. Arsenio W. F., Fleiss K. (1996). Typical and behaviourally disruptive children's understanding of the emotion consequences of socio-moral events. *British Journal of Developmental Psychology*, 14, 173-186.
18. Asendorpf J. B., Nunner-Winkler G. (1992). Children's moral motive strength and temperamental inhibition reduce their immoral behaviour in real moral conflicts. *Child Development*, 63, 1223-1235.
19. Aylward E. H., Minshew N. J., Goldstein G., Honeycutt N. A., Augustine A. M., Yates K. O., Barta P. E., Pearlson G. D. (1999). MRI volumes of amygdala and hippocampus in non-mentally retarded autistic adolescents and adults. *Neurology*, 53(9), 2145-2150.
20. Babinski L. M., Hartsough C. S., Lambert N. M. (1999). Childhood conduct problems, hyperactivity-impulsivity, and inattention as predictors of adult criminal activity. *Journal of Child Psychology and Psychiatry and Allied Disciplines*, 40, 347-355.
21. Baddeley A., Della Sala S. (1998). Working memory and executive control. In A. C. Roberts, T. W. Robbins, L. Weiskrantz (eds). *The Prefrontal Cortex*, pp. 9-21. New York: Oxford University Press.
22. Baird A. A., Gruber S. A., Fein D. A., Maas L. C., Steingard R. J., Renshaw P. F., et al. Functional magnetic resonance imaging of facial affect recognition in children and adolescents. *Journal of the American Academy of Child and Adolescent Psychiatry*, 1999; 38, 195-199.
23. Bandler R. (1988). Brain mechanisms of aggression as revealed by electrical and chemical stimulation: suggestion of a central role for the midbrain periaqueductal gray region. In A. N. Epsein, A. R. Morrison (eds), *Progress in Psychobiology and Physiological Psychology*, vol. 14, pp. 135-233. San Diego, CA: Academic Press.
24. Bandura A., Rosenthal T. L. (1966). Viacarous classical conditioning as a function of arousal level. *Journal of Personality and Social Psychology*, 3, 54-62.
25. Barkley R. A. (1999). Theories of attention-deficit/hyperactivity disorder. In H. C. Quay, A. E. Hogan (eds). *Handbook of Disruptive Behavior Disorders*, pp. 295-316. New York: Kluwer Academic/Plenum.
26. Barkley R. A., Edwards G., Laneri M., Fletcher K., Metevia L. (2001). Executive functioning, temporal discounting, and sense of time in adolescent with attention deficit hyperactivity disorder (ADHD) and oppositional defiant disorder (ODD). *Journal of Abnormal Child Psychology*, 29(6), 541-556.
27. Baron-Cohen S., Wheelwright S., Joliffe T. (1997). Is there a "language of the

eyes"? Evidence from normal adults, and adults with autism or Asperger syndrome. *Visual Cognition*, 4, 311-331.
28. Baron-Cohen S., Ring H. A., Wheelwright S., Bullmore E. T., Brammer M. J., Simmons A., et al. (1999). Social intelligence in the normal and autistic brain: an fMRI study. *European Journal of Neroscience*, 11, 1891-1898.
29. Baron-Cohen S., Ring H. A., Bullmore E. T., Wheelwright S., Ashwin C., Williams S. C. (2000). The amygdala theory of autism. *Neuroscience and Biobehavioral Reviews*, 24, 355-364.
30. Baron-Cohen S., Wheelwright S., Hill J., Raste Y., Plumb I. (2001). The "Reading the Mind in the Eyes" test revised version: a study with normal adults, and adults with Asperger syndrome or high-functioning autism. *Journal of Child Psychology and Psychiatry*, 42(2), 241-251.
31. Barratt E. S. (1994). Impulsiveness and aggression. In J. Monahan, H. Steadman (eds), *Violence and Mental Disorders: Developments in risk assessment*, pp. 61-79. Chicago. IL: University of Chicago Press.
32. Barratt E. S., Stanford M. S., Kent T. A., Felthous A. (1997). Neuropsychological and cognitive psychophysiological substrates of impulsive aggression. *Biological Psychiatry*, 41, 1045-1061.
33. Barratt E. S., Stanford M. S., Dowdy L., Liebman M. J., Kent T. A. (1999). Impulsive and premeditated aggression: a factor analysis of self-reported acts. *Psychiatry Research*, 86, 163-173.
34. Barry C. T., Frick P. J., DeShazo T. M., McCoy M. G., Ellis M., Loney B. R. (2000). The importance of callous-unemotional traits for extending the concept of psychopathy to children. *Journal of Abnormal Psychology*, 109(2), 335-340.
35. Baumrind D. (1971). Current patterns of parental authority. *Developmental Psychology Monographs*, 4, 1-103.
36. Baumrind D. (1983). Rejoinder to Lewis's interpretation of parental firm control effects: are authoritative families really harmonious? *Psychological Bulletin*, 94, 132-142.
37. Baxter M. G., Murray E. A. (2002). The amygdala and reward. *Nature Reviews Neuroscience*, 3, 563-573.
38. Bechara A., Damasio A. R., Damasio H., Anderson S. W. (1994). Insensitivity to future consequences following damage to human prefrontal cortex. *Cognition*, 50, 7-15.
39. Bechara A., Damasio H., Damasio A. R., Lee G. P. (1999). Different contributions of the human amygdala and ventromedial prefrontal cortex to decision-making. *Journal of Neuroscience*, 19, 5473-5481.
40. Bechara A., Damasio H., Damasio A. R. (2000a). Emotion, decision making and the orbitofrontal cortex. *Cerebral Cortex*, 10, 295-307.
41. Bechara A., Tranel D., Damasio H. (2000b). Characterization of the decision-making deficit of patients with ventromedial prefrontal cortex lesions. *Brain*,

123(11), 2189-2202.
42. Bechara A., Dolan S., Denburg N., Hindes A., Anderson S. W., Nathan P. E. (2001). Decision-making deficits, linked to a dysfunctional ventromedial prefrontal cortex, revealed in alcohol and stimulant abusers. *Neuropsychologia*, 39, 376-389.
43. Begleiter H., Gross M. M., Kissin B. (1967). Evoked cortical responses to affective visual stimuli. *Psychophysiology*, 3, 336-344.
44. Bell C., Abrams J., Nutt D. (2001). Tryptophan depletion and its implications for psychiatry. *British Journal of Psychiatry*, 178, 399-405.
45. Berkowitz L. (1993). *Aggression: Its causes, consequences, and control*. Philadelphia, PA: Temple University Press.
46. Berlin L., Bohlin G. (2002). Response inhibition, hyperactivity, and conduct problems among preschool children. *J Clin Child Adolesc Psychol*, 31(2), 242-251.
47. Berthoz S., Armony J., Blair R. J. R., Dolan R. (2002). Neural correlates of violation of social norms and embarrassment. *Brain*, 125(8), 1696-1708.
48. Best M., Wiliiams J. M., Caccaro E. F. (2002). Evidence for a dysfunctional prefrontal circuit in patients with an impulsive aggressive disorder. *Proceedings of the National Academy of Sciences U.S.A.*, 99, 8448-8453.
49. Biederman J., Newcorn J., Sprich S. (1991). Comorbidity of attention deficit hyperactivity disorder with conduct, depressive, anxiety, and other disorders. *American Journal of Psychiatry*, 148, 564-577.
50. Bjork J. M., Dougherry D. M., Moeller F. G., Swann A. C. (2000). Differential behavioral effects of plasma tryptophan depletion and loading in aggressive and nonaggressive men. *Neuropsychopharmacology*, 22, 357-369.
51. Blackburn R. (1988). On moral judgements and personality disorders: the myth of psychopathic personality revisited. *British Journal of Psychiatry*, 153, 505-512.
52. Blair H. T., Schafe G. E., Bauer E. P., Rodrigues S. M., LeDoux J. E. (2001). Synaptic plasticity in the lateral amygdala: a cellular hypothesis of fear conditioning. *Learning and Memory*, 8, 229-242.
53. Blair K. S., Leonard A., Morton J., Blair R. J. R. (submitted a) Differential stimulus - reward and stimulus - punishment learning in individuals with psychopathy.
54. Blair K. S., Leonard A., Morton J., Blair R. J. R. (submitted b) Primed up for positive, but not negative, words: affective priming in individuals with psychopathy.
55. Blair K. S., Richell R. A., Mitchell D. G. V., Leonard A., Morton J., Blair R. J. R. (submitted c) Primed up for positive, but not negative, words: affective priming in individuals with psychopathy.
56. Blair K. S., Mitchell D. G., Leonard A., Blair R. J. R. (in preparation). Impaired affective priming in psychopathic individuals.
57. Blair K. S., Newman C., Mitchell D. G., Richell R. A., Leonard A., Morton J., Blair R. J. R. (under revision). Differentiating among prefrontal substrates in psychopathy: neuropsychological test findings.

58. Blair R. J. R. (1995). A cognitive developmental approach to morality: investigating the psychopath. *Cognition*, 57, 1-29.
59. Blair R. J. R. (1997). Moral reasoning in the child with psychopathic tendencies. *Personality and Individual Differences*, 22, 73 -739.
60. Blair R. J. R. (1999a). Psycho-physiological responsiveness to the distress of others in children with autism. *Personality and Individual Differences*, 26, 477-485.
61. Blair R. J. R. (1999b). Responsiveness to distress cues in the child with psychopathic tendencies. *Personality and Individual Differences*, 27, 135-145.
62. Blair R. J. R. (2001). Neuro-cognitive models of aggression, the antisocial personality disorders and psychopathy. *Journal of Neurology, Neurosurgery and Psychiatry*, 71, 727-731.
63. Blair R. J. R. (2002). A neuro-cognitive model of the psychopathic individual. In M. A. Ron, T. W. Robbins (eds), *Disorders of Brain and Mind*, vol. 2. Cambridge: Cambridge University Press.
64. Blair R. J. R. (2003a). Neurobiological basis of psychopathy. *British Journal of Psychiatry*, 182, 5-7.
65. Blair R. J. R. (2003b) Facial expressions, their communicatory functions and neuro-cognitive substrates. *Philosophical Transactions of the Royal Society of London B*, 358, 561-572.
66. Blair R. J. R. (2004). The roles of orbital frontal cortex in the modulation of antisocial behavior. *Brain and Cognition* (special issue on Development of Orbitofrontal Function), 55, 198-208.
67. Blair R. J. R., Cipolotti L. (2000). Impaired social response reversal: a case of "acquired sociopathy". *Brain*, 123, 1122-1141.
68. Blair R. J. R., Coles M. (2000). Expression recognition and behavioural problems in early adolescence. *Cognitive Development*, 15, 421-434.
69. Blair R. J. R., Morton J. (1995). Putting cognition into sociopathy. *Brain and Behavioral Science*, 18, 548.
70. Blair R. J. R., Jones L., Clark F., Smith M. (1995a). Is the psychopath "morally insane"? *Personality and Individual Differences*, 19, 741-752.
71. Blair R. J. R., Sellars C., Strickland I., Clark F., Williams A. O., Smith M., Jones L. (1995b). Emotion attributions in the psychopath. *Personality and Individual Differences*, 19, 431-437.
72. Blair R. J. R., Jones L., Clark F., Smith M. (1997). The psychopathic individual: a lack of responsiveness to distress cues? *Psychophysiology*, 34, 192-198.
73. Blair R. J. R., Morris J. S., Frith C. D., Perrett D. I., Dolan R. (1999). Dissociable neural responses to facial expressions of sadness and anger. *Brain*, 122, 883-893.
74. Blair R. J. R., Colledge E., Mitchell D. G. (2001a). Somatic markers and response reversal: is there orbitofrontal cortex dysfunction in boys with psychopathic tendencies? *Journal of Abnormal Child Psychology*, 29(6), 499-511.
75. Blair R. J. R., Colledge E., Murray L., Mitchell D. G. (2001b). A selective

impairment in the processing of sad and fearful expressions in children with psychopathic tendencies. *Journal of Abnormal Child Psychology*, 29(6), 491-498.
76. Blair R. J. R., Monson J., Frederickson N. (2001c). Moral reasoning and conduct problems in children with emotional and behavioural difficulties. *Personality and Individual Differences*, 31, 799-811.
77. Blair R. J. R., Mitchell D. G., Richell R. A., Kelly S., Leonard A., Newman C., Scott S. K. (2002). Turning a deaf ear to fear: impaired recognition of vocal affect in psychopathic individuals. *Journal of Abnormal Psychology*, 111(4), 682-686.
78. Blair R. J. R., Mitchell D. G. V., Leonard A., Budhani S., Peschardt K. S., Newman C. (2004). Passive avoidance learning in individuals with psychopathy: modulation by reward but not by punishment. *Personality and Iudividual Differences*, 37, 1179-1192.
79. Blair R. J. R., Budhani S., Colledge E., Scott S. K. (in press). Deafness to fear in boys with psychopathic tendencies. Journal of Child Psychology and Psychiatry.
80. Blanchard R. J., Blanchard D. C., Takahashi L. K. (1977). Attack and defensive behaviour in the albino rat. *Animal Behavior*, 25, 197-224.
81. Blasi A. (1980). Bridging moral cognition and moral action: a critical review of the literature. *Psychological Bulletin*, 88, 1-45.
82. Blonigen D. M., Carlson R. F., Krueger R. F., Patrick C. J. (2003). A twin study of self-reported psychopathic personality traits. *Personality and Individual Differences*, 35, 179-197.
83. Blumstein A., Cohen J. (1987). Characterizing criminal careers. *Science*, 237, 985-991.
84. Bond A. J., Wingrove J., Critchlow D. G. (2001). Tryptophan depletion increases aggression in women during the premenstrual phase. *Psychopharmacology*, 156, 477-480.
85. Bowlby J. (1982). Attachment and loss: retrospect and prospect. *American Journal of Orthopsychiatry*, 52, 664-678.
86. Brake W. G., Sullivan R. M., Gratton A. (2000). Perinatal distress leads to lateralized medial prefrontal cortical dopamine hypofunction in adult rats. *Journal of Neuroscience*, 20, 5538-5543.
87. Brambilla P., Hardan A., di Nemi S. U., Perez J., Soares J. C., Barale F. (2003). Brain anatomy and development in autism: review of structural MRI studies. *Brain Research Bulletin*, 61(6), 557-569.
88. Breiter H. C., Etcoff N. L., Whalen P. J., Kennedy W. A., Rauch S. L., Buckner R. L., et al. (1996). Response and habituation of the human amygdala during visual processing of facial expression. *Neuron*, 17, 875-887.
89. Bremner J. D., Vermetten E. (2001). Stress and development: behavioral and biological consequences. *Development and Psychopathology*, 13, 473-489.
90. Bremner J. D., Randall P., Scott T. M., Capelli S., Delaney R., McCarthy G., Charney D. S. (1995). Deficits in short-term memory in adult survivors of childhood abuse. *Psychiatry Research*, 59, 97-107.
91. Brennan P. A., Raine A., Schulsinger F., Kirkegaard-Sorensen L, Knop J.,

Hutchings B., Rosenberg R., Mednick S. A. (1997). Psychophysiological protective factors for male subjects at high risk for criminal behavior. *American Journal of Psychiatry*, 154, 853-855.
92. Brinkley C. A., Schmitt W. A., Newman J. P. (in press). Semantic processing in psychopathic offenders. *Personality and Individual Differences*.
93. Brody G. H., Shaffer D. R. (1982). Contributions of parents and peers to children's moral socialisation. *Developmental Review*, 2, 31-75.
94. Brown G. L., Goodwin F. K., Ballenger J. C., Goyer P. F., Major L. F. (1979). Aggression in humans correlates with cerebrospinal fluid amine metabolites. *Psychiatry Research*, 1, 131-139.
95. Brownell H. H., Potter H. H., Michelow D. (1984). Sensitivity to lexical denotation and connotation in brain-damaged patients: a double dissociation? *Brain and Language*, 22, 253-265.
96. Brunner H. G., Nelen M., Breakefield X. O., Ropers H. H., van Oost B. A. (1993). Abnormal behavior associated with a point mutation in the structural gene for monoamine oxidase A. *Science*, 262, 578-580.
97. Budhani S., Blair R. J. R. (in press). Probabilistic response reversal in children with psychopathic tendencies. *Journal of Child Psychology and Psychiatry*.
98. Burdach K. F. (1819-1826). Vom baue und Leben des Gehirns Leipzig: Dyk.
99. Burgess N., Maguire E. A., Spiers H. J., O'Keefe J. (2001). A temporoparietal and prefrontal network for retrieving the spatial context of lifelike events. *Neuroimage*, 14, 439-453.
100. Burgess P. W., Shallice T. (1996). Response suppression, initiation and strategy use following frontal lobe lesions. *Neuropsychologia*, 34, 263-272.
101. Burgess P. W., Wood R. L. (1990). Neuropsychology of behaviour disorders following brain injury. In R. L. Wood (ed.), *Neurobehavioural Sequelae of Traumatic Brain Injury*, pp. 110-133. London: Taylor & Francis.
102. Burns L. H., Everitt B. J., Robbins T. W. (1999). Effects of excitotoxic lesions of the basolateral amygdala on conditional discrimination learning with primary and conditioned reinforcement. *Behavioural Brain Research*, 100, 123-133.
103. Bushman B. J., Anderson C. A. (2001). Is it time to pull the plug on the hostile versus instrumental aggression dichotomy? Psychological Review, 108, 273-279.
104. Cahill L. (2000). Neurobiological mechanisms of emotionally influenced, long-term memory. *Progress in Brain Research*, 126, 29-37.
105. Calder A. J., Young A. W., Rowland D., Perrett D. I. (1996). Facial emotion recognition after bilateral amygdala damage: differentially severe impairment of fear. *Cognitive Neuropsychology*, 13, 699-745.
106. Cale E. M., Lilienfeld S. O. (2002). Sex differences in psychopathy and antisocial personality disorder. A review and integration. *Clin Psychol Rev*, 22(8), 1179-1207.
107. Campagna A. F., Harter S. (1975). Moral judgements in sociopathic and normal children. *Journal of Personality and Social Psychology*, 31, 199-205.

108. Camras L. A. (1977). Facial expressions used by children in a conflict situation. *Child Development*, 48, 1431-1435.
109. Carmichael S. T., Price J. L. (1995). Sensory and premotor connections of the orbital and medial prefrontal cortex of macaque monkeys. *Journal of Comparative Neurology*, 363, 642-664.
110. Casey B. J., Forman S. D., Franzen P., Berkowitz A., Braver T. S., Nystrom L. E., et al. (2001). Sensitivity of prefrontal cortex to changes in target probability: a functional MRI study. *Human Brain Mapping*, 13, 26-33.
111. Caspi A., Henry B., McGee R., Moffitt T., Silva P. (1995). Temperamental origins of child and adolescent behaviour problems: from age three to age fifteen. *Child Development*, 66, 55-68.
112. Castellanos F. X., Giedd J. N., Marsh W. L., Hamburger S. D., Vaituzis A. C., Dickstein D. P., Sarfatti S. E., Vauss Y. C., Snell J. W., Lange N., Kaysen D., Ritchie G. F., Rajapakse J. C., Rapoport J. L. (1996). Quantitative brain magnetic resonance imaging in attention-deficit hyperactivity disorder. *Archives of General Psychiatry*, 53, 607-616.
113. Castellanos F. X., Marvasti F. F., Ducharme J. L., Walter J. M., Israel M. E., Krain A., Pavlovsky C., Hommer D. W. (2000). Executive function oculomotor tasks in girls with ADHD. *Journal of the American Academy of Child and Adolescent Psychiatry*, 39(5), 644-650.
114. Cauffman E., Feldman S. S., Waterman J., Steiner H. (1998). Posttraumatic stress disorder among female juvenile offenders. *Journal of the American Academy of Child and Adolescent Psychiatry*, 37, 1209-1216.
115. Chaplin T. C., Rice M. H., Harris G. T. (1995). Salient victim suffering and the sexual responses of child molesters. *Journal of Consulting and Clinical Psychology*, 63, 249-255.
116. Charney D. S. (2003). Neuroanatomical circuits modulating fear and anxiety behaviors. *Acta Psychiatrica Scandinitvica Supplement*, (417), 38-50.
117. Charney D. S., Heninger G. R., Breier A. (1984). Noradrenergic function in panic anxiety. Effects of yohimbine in healthy subjects and patients with agoraphobia and panic disorder. *Archives of General Psychiatry*, 41, 751-763.
118. Chhabildas N., Pennington B. F., Willcutt E. G. (2001). A comparison of the neuro-psychological profiles of the DSM-IV subtypes of ADHD. *Journal of Abnormal Child Psychology*, 29(6), 529-540.
119. Christianson S. A. (1992). Emotional stress and eyewitness memory: a critical review. *Psychological Bulletin*, 112, 284-309.
120. Christianson S. A., Forth A. E., Hare R. D., Strachan C., Lidberg L., Thorell L. H. (1996). Remembering details of emotional events: a comparison between psychopathic and nonpsychopathic offenders. *Personality and Individual Differences*, 20, 437-443.
121. Church R. M. (1959). Emotional reactions of rats to the pain of others. *Journal of*

Comparative and Physiological Psychology, 52, 132-134.
122. Cicone M., Wapner W., Gardner H. (1980). Sensitivity to emotional expressions and situations in organic patients. *Cortex*, 16, 145-158.
123. Cleare A. J., Bond, A. J. (2000). Experimental evidence that the aggressive effect of tryptophan depletion is mediated via the 5-HT1A receptor. *Psychopharmacology*, 147, 439-441.
124. Cleckley H. M. (1941). *The Mask of Sanity*, 4th edn. St Louis, MO: Mosby.
125. Cleckley H. M. (1976). *The Mask of Sanity*, 5th edn. St Louis, MO: Mosby.
126. Coccaro E. F. (1998). Impulsive aggression: a behavior in search of clinical definition. *Harvard Review of Psychiatry*, 5, 336-339.
127. Cohen J. D., Dunbar K., McClelland J. L, (1990). On the control of automatic processes: a parallel distributed processing account of the Stroop effect. *Psychological Review*, 97(3), 332-361.
128. Cohen J. D., Servan-Schreiber D., McClelland J. L. (1992). A parallel distributed processing approach to automaticity. *American Journal of Psychology*, 105(2), 239-269.
129. Cohen J. D., Braver T. S., O'Reilly R. C. (1996). A computational approach to prefrontal cortex, cognitive control and schizophrenia: recent developments and current challenges. *Philosophical Transactions of the Royal Society of London B*, 351, 1515-1527.
130. Cohen J. D., Botvinick M., Carter C. S. (2000). Anterior cingulate and prefrontal cortex: who's in control? *Nature Neuroscience*, 3(5), 421-423.
131. Coie J. D., Belding M., Underwood M. (1988a). Aggression and peer rejection in childhood. In B. Lahey, A. Kazdin (eds), *Advances in Clinical Child Psychology*. Cambridge: Cambridge University Press.
132. Coie J. D., Dodge K. A., Kupersmidt J. (1988b). Peer group behavior and social status. In S. R. Asher, J. D. Coie (eds), *Peer Rejection in Childhood*. Cambridge: Cambridge University Press.
133. Colby A., Kohlberg L. (1987). *The Measurement of Moral Judgment*. New York: Cambridge University Press.
134. Colledge E., Blair R. J. R. (2001). Relationship between attention-deficit-hyperactivity disorder and psychopathic tendencies in children. *Personality and Individual Differences*, 30, 1175-1187.
135. Colunga E., Smith L. B. (2003). The emergence of abstract ideas: evidence from networks and babies. *Philosophical Transactions of the Royal Society of London B*, 358(1435), 1205-1214.
136. Connor D. F. (2002). *Aggression and Anti-Social Behaviour in Children and Adolescents. Research and treatment*. New York: Guilford Press.
137. Cooke D. J., Michie C. (2001). Refining the construct of psychopathy: towards a hierarchical model. *Psychological Assessment*, 13, 171-188.
138. Cooke D. J., Kosson D. S., Michie C. (2001). Psychopathy and ethnicity:

structural, item and test generalizability of the Psychopathy Checklist - Revised (PCL-R) in Caucasian and African American participants. *Psychological Assessment*, 13(4), 531-542.
139. Cools R., Clark L., Owen A. M., Robbins T. W. (2002). Defining the neural mechanisms of probabilistic reversal learning using event-related functional magnetic resonance imaging. *Journal of Neuroscience*, 22(11), 4563-4567.
140. Corbett B., Stanczak D. E. (1999). Neuropsychological performance of adults evidencing attention-deficit hyperactivity disorder. *Archives of Clinical Neuropsychology*, 14(4), 373-387.
141. Cornell D. G., Warren J., Hawk G., Stafford E., Oram G., Pine D. (1996). Psychopathy in instrumental and reactive violent offenders. *Journal of Consulting and Clinical Psychology*, 64, 783-790.
142. Corruble E., Ginestet D., Guelfi J. D. (1996). Comorbidity of personality disorders and unipolar major depression: a review. *Journal of Affective Disorders*, 37(2/3), 157-170.
143. Crick N. R., Dodge K. A. (1994). A review and reformulation of social information-processing mechanisms in children's social adjustment. *Psychological Bulletin*, 115, 74-101.
144. Crick N. R., Dodge K. A. (1996). Social information-processing mechanisms on reactive and proactive aggression. *Child Development*, 67, 993-1002.
145. Critchley H. D., Simmons A., Daly E. M., Russell A., van Amelsvoort T., Robertson D. M., Glover A., Murphy D. G. (2000). Prefrontal and medial temporal correlates of repetitive violence to self and others. *Biological Psychiatry*, 47(10), 928-934.
146. Damasio A. R. (1994). Descartes' Error: Emotion, rationality and the human brain. New York: Putnam.
147. Damasio A. R., Tranel D., Damasio H. C. (1990). Individuals with sociopathic behaviour caused by frontal damage fail to respond autonomically to social stimuli. *Behavioural Brain Research*, 41, 81-94.
148. Damasio A. R., Tranel D., Damasio H. C. (1991). Somatic markers and the guidance of behavior: theory and preliminary testing In H. S. Levin, H. M. Eisenberg, A. L. Benton (eds), *Frontal Lobe Function and Dysfunction*, pp. 217-229. New York: Oxford University Press.
149. Davis M. H. (1983). Measuring individual differences in empathy: evidence for a multi-dimensional approach. *Journal of Personality and Social Psychology*, 44(1), 113-126.
150. Davis M. H. (2000). The role of the amygdala in conditioned and unconditioned fear and anxiety. In J. P Aggleton (ed). *The Amygdala: A functional analysis*, pp. 289-310. Oxford: Oxford University Press.
151. Day R., Wong S. (1996). Anomalous perceptual asymmetries for negative emotional stimuli in the psychopath. *Journal of Abnormal Psychology*, 105, 648-652.

152. DeKlyen M., Speltz M. L., Greenberg M. T. (1998). Fathering and early onset conduct problems: positive and negative parenting. father - son attachment, and the marital context. *Clinical Child and Family Psychology Review*, 1, 3-21.
153. Desimone R., Duncan J. (1995). Neural mechanisms of selective visual attention. *Annual Review of Neuroscience*, 18, 193-222.
154. Dias R., Robbins T. W., Roberts A. C. (1996). Dissociation in prefrontal cortex of affective and attentional shifts. *Nature*, 380, 69-72.
155. Dickinson A. (1980) *Contemporary Animal Learning Theory*. Cambridge: Cambridge University Press.
156. Dickinson A., Dearing M. F. (1979). Appetitive-aversive interactions and inhibitory processes. In A. Dickinson, R. A. Boakes (eds). *Mechanisms of Learning and Motivation*, pp. 203-231. Hillsdale, NJ: Lawrence Erlbaum Associates.
157. Dodge K. A. (1980). Social cognition and children's aggressive behaviour. *Child Development*, 51, 162-170.
158. Dodge K. A. (1991). The structure and function of reactive and proactive aggression. In D. J. Pepler, K. H. Rubin (eds), *The Development and Treatment of Childhood Aggression*, pp. 201-218. Hillsdale, NJ: Lawrence Erlbaum Associates.
159. Dodge K. A., Coie J. D. (1987). Social information processing factors in reactive and proactive aggression in children's peer groups. *Journal of Personality and Social Psychology*, 53, 1146-1158.
160. Dodge K. A., Coie J. D., Brakke N. P. (1982). Behavior patterns of socially rejected and neglected preadolescents: the roles of social approach and aggression. *Journal of Abnormal Child Psychology*, 10, 389-409.
161. Dodge K. A., Pettit G. S., Bates J. E., Valente E. (1995). Social information-processing patterns partially mediate the effect of early physical abuse on later conduct problems. *Journal of Abnormal Psychology*, 104, 632-643.
162. Dolan M. C., Deakin J. F., Roberts N., Anderson I. M. (2002). Quantitative frontal and temporal structural MRI studies in personality-disordered offenders and control subjects. *Psychiatry Research*, 116(3), 133-149.
163. Dougherty D. D., Shin L. M., Alpert N. M., Pitman R. K., Orr S. P., Lasko M., Macklin M. L., Fischman A. J., Rauch S. L. (1999). Anger in healthy men: a PET study using script-driven imagery. *Biological Psychiatry*, 46(4), 466-472.
164. Drevets W. C. (2003). Neuroimaging abnormalities in the amygdala in mood disorders. *Annal of the New York Academy of Sciences*, 985, 420-444.
165. Drevets W. C., Lowry T., Gautier C., Perrett D. I., Kupfer D. J. (2000). Amygdalar blood flow responses to facially expressed sadness. *Biological Psychiatry*, 47, 160S.
166. Duncan J. (1998). Converging levels of analysis in the cognitive neuroscience of visual attention. *Philosophical Transactions of the Royal Society B*, 353, 1307-1317.
167. Duncan J., Humphreys G., Ward R. (1997). Competitive brain activity in visual attention. *Current Opinion in Neurobiology*, 7(2), 255-261.
168. Dunn J., Hughes C. (2001). "I got some swords and you're dead!": violent fantasy,

antisocial behavior, friendship, and moral sensibility in young children. *Child Development*, 72(2), 491-505.
169. DuPaul G. J. (1991). Parent and teacher ratings of ADHD symptoms: psychometric properties in a community-based sample. *Journal of Clinical Child Psychology*, 20, 245-253.
170. Eisenberg N., Fabes R. A., Guthrie I. K., Murphy B. C., Maszk P., Holmgren R., Suh K. (1996). The relations of regulation and emotionality to problem behaviour in elementary school children. *Development and Psychopathology*, 8, 141-162.
171. Elliot F. A. (1978). Neurological aspects of antisocial behavior. In W. H. Reid (ed.), *The psychopath*. New York: Bruner/Mazel.
172. Epstein J. N., Erkanli A., Conners C. K., Klaric J., Costello J. E., Angold A. (2003). Relations between Continuous Performance Test performance measures and ADHD behaviors. *Journal of Abnormal Child Psychology*, 31(5), 543-554.
173. Everitt B. J., Cardinal R. N., Hall J., Parkinson J. A., Robbins T. W. (2000). Differential involvement of amygdala subsystems in appetitive conditioning and drug addiction. In J. P. Aggleton (ed.), *The Amygdala: A functional analysis*, pp. 289-301. Oxford: Oxford University Press.
174. Everitt B. J., Cardinal R. N., Parkinson J. A., Robbins T. W. (2003). Appetitive behavior: impact of amygdala-dependent mechanisms of emotional learning. *Annals of the New York Academy of Sciences*, 985, 233-250.
175. Eysenck H. J. (1964). *Crime and Personality*. London: Routledge & Kegan Paul.
176. Eysenck H. J., Gudjonsson G. H. (1989). *The Causes and Cures of Criminality*. London: Plenum Press.
177. Farrington D. P. (1983). Offending from 10 to 25 years of age. In S. A. Mednick (ed.), *Prospective Studies of Crime and Delinquency*. Boston. MA: Kluwer-Nijhoff.
178. Farrington D. P. (1986). Age and crime. In M. Tonry, N. Morris (eds). *Crime and Justice: An annual review of research*, vol. 7, pp. 189-250. Chicago, IL: University of Chicago Press.
179. Farrington D. P., Loeber R. (2000). Epidemiology of juvenile violence. *Child and Adolescent Psychiatric Clinics of North America*, 9, 733-748.
180. Fazel S., Danesh J. (2002). Serious mental disorder in 23,000 prisoners: a systematic review of 62 surveys. *Lancet*, 359(9306), 545-550.
181. Feshbach N. D. (1987). Parental empathy and child adjustment/maladjustment. In N. Eisenberg, J. Strayer (eds), *Empathy and its Development*. New York: Cambridge University Press.
182. File S. E., Deakin J. F. (1980). Chemical lesions of both dorsal and median raphe nuclei and changes in social and aggressive behaviour in rats. *Pharmacology, Biochemistry and Behavior*, 12, 855-859.
183. Fisher L., Blair R. J. R. (1998) Cognitive impairment and its relationship to psychopathic tendencies in children with emotional and behavioural difficulties. *Journal of Abnormal Child Psychology*, 26, 511-519.

184. Flor H., Birbaumer N., Hermann C., Ziegler S., Patrick C. J. (2002). Aversive Pavlovian conditioning in psychopaths: peripheral and central correlates. *Psychophysiology*, 39, 505-518.
185. Fodor E. M. (1973). Moral development and parent behaviour antecedents in adolescent psychopaths. *Journal of Genetic Psychology*, 122, 37-43.
186. Fonagy P. (2000). Attachment and borderline personality disorder. *Journal of the American Psychoanalytical Association*, 48, 1129-1146; discussion 1175-1187.
187. Forth A. E., Burke H. C. (1998). Psychopathy in adolescents: assessment, violence, and developmental precursors. In R. D. Hare (ed), *Psychopathy: Theory, research and implications for society*, pp. 205-230. Dordrecht: Kluwer.
188. Forth A. E., Kosson D. S., Hare R. D. (2003). *The Psychopathy Checklist: Youth Version*. Toronto. Ontario: Multi-Health Systems.
189. Fowles D. C. (1988). Psychophysiology and psychopathy: a motivational approach. *Psychophysiology*, 25, 373-391.
190. Francis D. D., Meaney M. J. (1999). Maternal care and the development of stress responses. *Current Opinion in Neurobiology*, 9(1), 128-134.
191. Francis D. D., Caldji C., Champagne F., Plotsky P. M., Meaney M. J. (1999). The role of corticotropin-releasing factor - norepinephrine systems in mediating the effects of early experience on the development of behavioral and endocrine responses to stress. *Biological Psychiatry*, 46(9), 1153-1166.
192. Frick P. J., Hare R. D. (2001a). *The Antisocial Process Screening Device*. Toronto. Ontario: Multi-Health Systems.
193. Frick P. J., Hare R. D. (2001b). *Antisocial Process Screening Device (ASPD) Technical Manual*. Toronto. Ontario: Multi-Health Systems.
194. Frick P. J., O'Brien B. S., Wootton J. M., McBurnett K. (1994). Psychopathy and conduct problems in children. *Journal of Abnormal Psychology*, 103, 700-707.
195. Frick P. J., Lilienfeld S. O., Ellis M., Loney B., Silverthorn P. (1999). The association between anxiety and psychopathy dimensions in children. *Journal of Abnormal Child Psychology*, 27(5), 383-392.
196. Frith C. (2000). The role of dorsolateral prefrontal cortex in the selection of action, as revealed by functional imaging. In S. Monsell, J. Driver (eds), *Control of Cognitive Processes: Attention and performance*, vol. XVIII, pp. 549-567. Camridge, MA: MIT Press.
197. Fuster J. M. (1980). *The prefrontal cortex*. New York: Raven Press.
198. Garber J., Quiggle N. L., Panak W., Dodge K. A. (1991). Aggression and depression in children: comorbidity, specificity, and social cognitive procession. In D. Cicchetti, S. L. Toth (eds), *Internalizing and Externalizing Expressions of Dysfunction: Rochester symposium on developmental psychopathology*, vol. II. Hillsdale, NJ: Lawrence Erlbaum Associates.
199. Garcia R., Vouimba R. M., Baudry M., Thompson R. F. (1999). The amygdala modulates prefrontal cortex activity relative to conditioned fear. *Nature*, 402, 294-296.

200. Gernsbacher M. A., Faust M. E. (1991). The mechanism of suppression: a component of general comprehension skill. *Journal of Experimental Psychology: Learning, Memory, and Cognition*, 17(2), 245-262.
201. Giedd J. N., Blumenthal J., Molloy E., Castellanos F. X. (2001). Brain imaging of attention deficit/hyperactivity disorder. *Annals of the New York Academy of Sciences*, 931, 33-49.
202. Gillott A., Furniss F., Walter A. (2001). Anxiety in high-functioning children with autism. *Autism*, 5(3), 277-286.
203. Goldsmith H. H., Gottesman I. I. (1996). Heritable variability and variable heritability in developmental psychopathology. In M. F. Lenzenweger, J. J. Haugaard (ed.), *Frontiers of Developmental Psychopathology*, pp. 5-43. Oxford: Oxford University Press.
204. Goodman G. S., Hirschman J. E., Hepps D., Rudy L. (1991). Children's memory for stressful events. *Merrill-Palmer Quarterly*, 37, 109-157.
205. Goodwin R. D., Hamilton S. P. (2003). Lifetime comorbidity of antisocial personality disorder and anxiety disorders among adults in the community. *Psychiatry Research*, 117(2), 159-166.
206. Gorenstein E. E. (1982). Frontal lobe functions in psychopaths. *Journal of Abnormal Psychology*, 91, 368-379.
207. Gorenstein E. E., Newman J. P. (1980). Disinhibitory psychopathology: a new perspective and a model for research. *Psychological Review*, 37, 301-315.
208. Gorrindo T., Blair R. J. R., Budhani S., Pine D. S., Leibenluft E. (in press). Probabilistic response reversal deficits in pediatric bipolar disorder. *American Journal of Psychiatry*.
209. Gouze K. R. (1987). Attention and social problem solving as correlates of aggression in preschool males. *Journal of Abnormal Child Psychology*, 15(2), 181-197.
210. Goyer P. F., Andreason P. J., Semple W. E., Clayton A. H., King A. C., Compton-Toth B. A., Schulz S. C., Cohen R. M. (1994). Positron-emission tomography and personality disorders. *Neuropsychopharmacology*, 10(1), 21-28.
211. Grafman J., Schwab K., Warden D., Pridgen B. S., Brown H. R. (1996). Frontal lobe injuries, violence, and aggression: a report of the Vietnam head injury study. *Neurology*, 46, 1231-1238.
212. Grann M., Langstrom N., Tengstrom A., Kullgren G. (1999). Psychopathy (P. C. L-R) predicts violent recidivism among criminal offenders with personality disorders in Sweden. *Law and Human Behavior*, 23, 205-217.
213. Grant S., Contoreggi C., London E. D. (2000). Drug abusers show impaired performance in a laboratory test of decision-making. *Neuropsychologia*, 38, 1180-1187.
214. Graves R., Landis T., Goodglass H. (1981). Laterality and sex differences for visual recognition of emotional and non-emotional words. *Neuropsychologia*, 19, 95-102.
215. Gray J. A. (1971). *The Psychology of Fear and Stress*. London: Weienfeld & Nicolson.
216. Gray J. A. (1982). *The Neuropsychology of Anxiety; an inquiry into the functions of the*

septohippocampal system. Oxford: Oxford University Press.
217. Gray J. A. (1987). *The Psychology of Fear and Stress*, 2nd edn. Cambridge: Cambridge University Press.
218. Gray J. A., McNaughton N. (1996). The neuropsychology of anxiety: reprise. *Nebraska Symposium on Motivation*, 43, 61-134.
219. Gregg T. R. Siegel A. (2001). Brain structures and neurotransmitters regulating aggression in cats: implications for human aggression. *Progress in Neuro-Psychopharmacology and Biological Psychiatry*, 25, 91-140.
220. Guy J. D., Majorski L. V., Wallace C. J., Guy M. P. (1983). The incidence of minor physical anomalies in adult male schizophrenics. *Schizophrenia Bulletin*, 9, 571-582.
221. Hamann S., Mao H. (2002). Positive and negative emotional verbal stimuli elicit activity in the left amygdala. *Neuroreport*, 13, 15-19.
222. Hare R. D. (1965). Temporal gradient of fear arousal in psychopaths. *Journal of Abnormal Psychology*, 70, 442-445.
223. Hare R. D. (1970). *Psychopathy: Theory and Research*. New York: John Wiley & Sons.
224. Hare R. D. (1980). A research scale for the assessment of psychopathy in criminal populations. *Personality and Individual Differences*, 1, 111-119.
225. Hare R. D. (1982). Psychopathy and physiological activity during anticipation of an aversive stimulus in a distraction paradigm. *Psychophysiology*, 19, 266-271.
226. Hare R. D. (1984). Performance of psychopaths in cognitive tasks related to frontal lobe function. *Journal of Abnormal Psychology*, 93, 133-140.
227. Hare R. D. (1991). *The Hare Psychopathy Checklist - Revised*. Toronto, Ontario: Multi-Health Systems.
228. Hare R. D. (1996). Psychopathy: a clinical construct whose time has come. *Criminal Justice and Behavior*, 23, 25-54.
229. Hare R. D. (1998). Psychopathy, affect, and behavior. In D. J. Cooke, A. E. Forth, R. D. Hare (eds), *Psychopathy: Theory, research and implications for society*, pp. 105-137. Dordrecht: Kluwer, 81-105.
230. Hare R. D. (2003). *The Hare Psychopathy Checklist - Revised (PCL-R)*, 2nd edn. Toronto, Ontario: Multi-Health Systems.
231. Hare R. D., Jutai J. W. (1988). Psychopathy and cerebral asymmetry in semantic processing. *Personality and Individual Differences*, 9(2), 329-337.
232. Hare R. D., McPherson L. M. (1984). Psychopathy and perceptual assymetry during verbal dichotic listening. *Journal of Abnormal Psychology*, 93, 141-149.
233. Hare R. D., Quinn M. J. (1971). Psychopathy and autonomic conditioning. *Journal of Abnormal Psychology*, 77, 223-235.
234. Hare R. D., Frazelle J., Cox D. N. (1978). Psychopathy and physiological responses to threat of an aversive stimulus. *Psychophysiology*, 15, 165 -172.
235. Hare R. D., McPherson L. M., Forth A. E. (1988a). Male psychopaths and their criminal careers. *Journal of Consulting and Clinical Psychology*, 56(5), 710-714.
236. Hare R. D., Williamson S. E., Harpur T. J. (1988b). Psychopathy and language. In

T. E. Mofiitt, A. M. Sarnoff (eds), *Biological Contributions to Crime Causation*, NATO Advanced Science Series D: Behavior and Social Sciences, pp 68-92. Dordrecht: Martinus Nishoff.

237. Hare R. D., Harpur T. J., Hakstian A. R., Forth A. E., Hart S. D. (1990). The Revised Psychopathy Checklist: reliability and factor structure. *Psychological Assessment*, 2, 338-341.

238. Hare R. D., Clark D., Grann M., Thornton D. (2000). Psychopathy and the predictive validity of the P. C. L-R: an international perspective. *Behavioral Sciences and the Law*, 18, 623-645.

239. Harmer C. J., Perrett D. I., Cowen P. J., Goodwin G. M. (2001). Administration of the beta-adrenoceptor blocker propranolol impairs the processing of facial expressions of sadness. *Psychopharmacology (Berl)*, 154, 383-389.

240. Harpur T. J., Hare R. D. (1994). Assessment of psychopathy as a function of age. *Journal of Abnormal Psychology*, 103, 604-609.

241. Harpur T. J., Hakstian A. R., Hare R. D. (1988). The factor structure of the Psychopathy Checklist. *Journal of Consulting and Clinical Psychology*, 56, 741-747.

242. Harpur T. J., Hare R. D., Hakstian A. R. (1989). Two-factor conceptualization of psychopathy: construct validity and assessment implications. *Journal of Consulting and Clinical Psychology*, 1, 6-17.

243. Hart C. H., Ladd G. W., Burleson B. (1990). Children's expectations of the outcomes of social strategies: relations with sociometric status and maternal disciplinary styles. *Child Development*, 61, 127-137.

244. Hart S. D., Hare R. D. (1996). Psychopathy and antisocial personality disorder. *Current Opinion in Psychiatry*, 9, 129-132.

245. Hart S. D., Kropp P. R., Hare R. D. (1988). Performance of male psychopaths following conditional release from prison. *Journal of Consulting and Clinical Psychology*, 56, 227-232.

246. Haznedar M. M., Buchsbaum M. S., Wei T. C., Hof P. R., Cartwright C., Bienstock C. A., Hollander E. (2000). Limbic circuitry in patients with autism spectrum disorders studied with positron emission tomography and magnetic resonance imaging. *American Journal of Psychiatry*, 157(12), 1994-2001.

247. Hebb D. O. (1949). *The Organization of Behavior*. New York: John Wiley & Sons.

248. Hecaen H., Albert M. L (1978). *Human Neuropsychology*. New York: Wiley.

249. Heim C., Owens M. J., Plotsky P. M., Nemeroff C. B. (1997). Persistent changes in corticotropin-releasing factor systems due to early life stress: relationship to the pathophysiology of major depression and post-traumatic stress disorder. *Psychopharmacology Bulletin*, 33, 1851-192.

250. Hemphill J. F., Hart S. D., Hare R. D. (1994). Psychopathy and substance use. *Journal of Personality Disorders*, 8, 169-180.

251. Hemphill J. F., Hare R. D., Wong S. (1998). Psychopathy and recidivism: a review. *Legal and Criminological Psychology*, 3, 139-170.

252. Herpertz S. C., Werth U., Lukas G., Qunaibi M., Schuerkens A., Kunert H. J., Freese R., Flesch M., Mueller-Isberner R., Osterheider M., Sass H. (2001). Emotion in criminal offenders with psychopathy and borderline personality disorder. *Archives of General Psychiatry*, 58(8), 737-745.
253. Hettema J. M., Neale M. C., Kendler K. S. (2001). A review and meta-analysis of the genetic epidemiology of anxiety disorders. *American Journal of Psychiatry*, 158, 1568-1578.
254. Hinshaw S. P. (1987). On the distinction between attentional deficits/hyperactivity and conduct problems/aggression in child psychopathology. *Psychological Bulletin*, 101, 443-463.
255. Hinshaw S. P., Lahey B. B., Hart E. L. (1993). Issues of taxonomy and comorbidity in the development of conduct disorder. *Development and Psychopathology*, 5, 31-49.
256. Hirschi T., Gottfredson M. (1983). Age and explanation of crime. *American Journal of Sociology*, 89, 552-584.
257. Hobson J., Shine J. (1998). Measurement of psychopathy in a UK prison population referred for long-term psychotherapy. *British Journal of Criminology*, 38, 504-515.
258. Hobson R. P. (1993). *Autism and the Development of Mind*. Hove, East Sussex: Lawrence Erlbaum Associates.
259. Hodgins S., Kratzer L., McNeil T. F. (2001). Obstetric complications, parenting, and risk of criminal behavior. *Archives of General Psychiatry*, 58, 746-752.
260. Hodgins S., Kratzer L., McNeil T. F. (2002). Obstetrical complications, parenting practices and risk of criminal behaviour among persons who develop major mental disorders. *Acta Psychiatrica Scandinavica*, 105, 179-188.
261. Hoffman M. L. (1984). Empathy, its limitations, and its role in a comprehensive moral theory. In W. Kurtines (ed.), *Morality, Moral Development, and Moral Behavior*, pp. 283-302. New York: John Wiley & Sons.
262. Hoffman M. L. (1988). Moral development. In M. Bornstein, M. Lamb (eds), *Developmental Psychology: An advanced textbook*, pp. 497-548. Hillsdale, NJ: Lawrence Erlbaum Associates.
263. Hoffman M. L. (1994). Discipline and internalisation. *Developmental Psychology*, 30, 26-28.
264. Hoffman M. L., Saltzstein H. D. (1967). Parent discipline and the child's moral development. *Journal of Personality and Social Psychology*, 5, 45-57.
265. Hollingshead A. B., Redlich F. C. (1958). *Social Class and Mental Illness: A community study*. New York: John Wiley & Sons.
266. House T. H., Milligan W. L. (1976). Autonomic responses to modeled distress in prison psychopaths. *Journal of Personality and Social Psychology*, 34, 556-560.
267. Howard M. A., Cowell P. E., Boucher J., Broks P., Mayes A., Farrant A., Roberts N. (2000). Convergent neuroanatomical and behavioural evidence of an amygdala hypothesis of autism. *Neuroreport*, 11(13), 1931-1935.

268. Howland E. W., Kosson D. S., Patterson C. M., Newman J. P. (1993). Altering a dominant response: performance of psychopaths and low-socialization college students on a cued reaction time task. *Journal of Abnormal Psychology*, 102(3), 379-387.
269. Hughes C., Dunn J. (2000). Hedonism or empathy? Hard-to-manage children's moral awareness and links with cognitive and maternal characteristics. *British Journal of Developmental Psychology*, 18, 227-245.
270. Itami S., Uno H. (2002). Orbitofrontal cortex dysfunction in attention-deficit hyper-activity disorder revealed by reversal and extinction tasks. *Neuroreport*, 13(18), 2453-2457.
271. Jackson H. J., Whiteside H. L., Bates G. W., Bell R., Rudd R. P., Edwards J. (1991). Diagnosing personality disorders in psychiatric inpatients. *Acta Psychiatrica Scandinavica*, 83(3), 206-213.
272. Jacobson L., Sapolsky R. (1991). The role of the hippocampus in feedback regulation of the hypothalamic-pituitary-adrenocortical axis. *Endocrine Reviews*, 12, 118-134.
273. Johnson W., McGue M., Gaist D., Vaupel J. W., Christensen K. (2002). Frequency and heritability of depression symptomatology in the second half of life: evidence from Danish twins over 45. *Psychological Medicine*, 32, 1175-1185.
274. Johnston J. B. Further contributions to the study of the evolution of the forebrain. *Journal of Comparative Neurology* 1923; 35, 337-481.
275. Jonides J., Yantis S. (1988). Uniqueness of abrupt visual onset in capturing attention. *Perception and Psychophysics*, 43, 346-354.
276. Jurkovic G. J., Prentice P. M. (1977). Relation of moral and cognitive development to dimensions of juvenile delinquency. *Journal of Abnormal Psychology*, 86, 414-420.
277. Jutai J. W., Hare R. D. (1983). Psychopathy and selective attention during performance of a complex perceptual-motor task. *Psychophysiology*, 20, 146-151.
278. Jutai J. W., Hare R. D., Connolly J. F. (1987). Psychopathy and event related brain potentials (ERPs) associated with attention to speech stimuli. *Personality and Individual Differences*, 8, 175-184.
279. Kagan J., Snidman N. (1999). Early childhood, predictors of adult anxiety disorders. *Biological Psychiatry*, 46, 1536-1541.
280. Kandel E., Freed D. (1989). Frontal lobe dysfunction and antisocial behavior: a review. *Journal of Clinical Psychology*, 45, 404-413.
281. Kesler-West M. L., Andersen A. H., Smith C. D., Avison M. J., Davis C. E., Kryscio R. J., Blonder L. X. (2001). Neural substrates of facial emotion processing using fMRI. *Cognitive Brain Research*, 11(2), 213-226.
282. Kiehl K. A., Hare R. D., McDonald J. J., Brink J. (1999a). Semantic and affective processing in psychopaths: an event-related potential (ERP) study. *Psychophysiology*, 36, 765-774.
283. Kiehl K. A., Hare R. D., Liddle P. F., McDonald J. J. (1999b). Reduced P300 responses in criminal psychopaths during a visual oddball task. *Biological*

Psychiatry, 45(11), 1498-1507.
284. Kiehl K. A., Smith A. M., Hare R. D., Liddle P. F. (2000). An event-related potential investigation of response inhibition in schizophrenia and psychopathy. *Biological Psychtatry*, 48, 210-221.
285. Kiehl K. A., Smith A. M., Hare R. D., Mendrek A., Forster B. B., Brink J., Liddle P. F. (2001). Limbic abnormalities in affective processing by criminal psychopaths as revealed by functional magnetic resonance imaging. *Biological Psychiatry*, 50, 677-684.
286. Kiehl K. A., Smith A. M., Mendrek A., Forster B. B., Hare R. D., Liddle P. F. (2004). Temporal lobe abnormalities in semantic processing by criminal psychopaths as revealed by functional magnetic resonance imaging. *Psychiatry Research: Neuroimaging*, 130, 27-42.
287. Killcross S., Robbins T. W., Everitt B. J. (1997). Different types of fear-conditioned behaviour mediated by separate nuclei within amygdala. *Nature*, 388, 377-380.
288. King S. M. (1999). Escape-related behaviours in an unstable, elevated and exposed environment. II. Long-term sensitization after repetitive electrical stimulation of the rodent midbrain defence system. *Behavioural Brain Research*, 98, 127-142.
289. Kochanska G. (1993). Toward a synthesis of parental socialization and child temperament in early development of conscience. *Child Development*, 64, 325-347.
290. Kochanska G. (1997). Multiple pathways to conscience for children with different temperaments: from toddlerhood to age 5. *Developmental Psychology*, 33, 228-240.
291. Kochanska G., De Vet K., Goldman M., Murray K., Putman P. (1994). Maternal reports of conscience development and temperament in young children. *Child Development*, 65, 852-868.
292. Kohlberg L. (1969). Stage and sequence: the cognitive-developmental approach to socialization. In D. A. Goslin (ed.), *Handbook of Socialization Theory and Research*. Chicago. IL: Rand McNally.
293. Kohlberg L., Kramer R. (1969). Continuities and disconuities in childhood and adult moral development. *Human Development*, 12, 93-120.
294. Kohlberg L., Levine C., Hewer A. (1983). *Moral Stages: A current formulation and a response to critics*. Basel: Karger.
295. Kosson D. S. (1996). Psychopathy and dual-task performance under focusing conditions. *Journal of Abnormal Psychology*, 105(3), 391-400.
296. Kosson D. S. (1998). Divided visual attention in psychopathic and nonpsychopathic offenders. *Personality and Individual Differences*, 24, 373-391.
297. Kosson D. S., Newman J. P. (1986). Psychopathy and the allocation of attentional capacity in a divided-attention situation. *Journal of Abnormal Psychology*, 95, 257-263.
298. Kosson D. S., Smith S. S., Newman J. P. (1990). Evaluating the construct validity of the psychopathy construct in blacks: a preliminary investigation. *Journal of Abnormal Psychology*, 99, 250-259.
299. Kosson D. S., Cyterski T. D., Steuerwald B. L., Neumann C. S., Walker-Matthews

S. (2002a). The reliability and validity of the psychopathy checklist: youth version (PCL:YV) in nonincarcerated adolescent males. *Psychological Assessment*, 14, 97-109.
300. Kosson D. S., Suchy Y., Mayer A. R., Libby J. (2002b). Facial affect recognition in criminal psychopaths. *Emotion*, 2(4), 398-411.
301. Kringelbach M. L., Rolls E. T. (2003). Neural correlates of rapid reversal learning in a simple model of human social interaction. *Neuroimage*, 20(2), 1371-1383.
302. Krueger R. F., Schmutte P. S., Caspi A., Moffitt T. E., Campbell K., Silva P. A. (1994). Personality traits are linked to crime among men and women: evidence from a birth cohort. *Journal of Abnormal Psychology*, 103(2), 328-338.
303. Laakso M. P., Gunning-Dixon F., Vaurio O., Repo-Tiihonen E., Soininen H., Tiihonen J. (2002). Prefrontal volumes in habitually violent subjects with antisocial personality disorder and type 2 alcoholism. *Psychiatry Research*, 114(2), 95-102.
304. Lahey B. B., Loeber R., Hart E. L., Frick P. J., Applegate B., Zhang Q., Green S. M., Russo M. F. (1995). Four-year longitudinal study of conduct disorder in boys: patterns and predictors of persistence. *Journal of Abnormal Psychology*, 104, 83-93.
305. Lahey B. B., Loeber R., Quay H. C., Applegate B., Shaffer D., Waldman I., Hart E. L., McBurnett K., Frick P. J., Jensen P. S., Dulcan M. K., Canino G., Bird H. R. (1998). Validity of DSM-IV subtypes of conduct disorder based on age of onset. *Journal of the American Academy of Child and Adolescent Psychiatry*, 37(4), 435-442.
306. Lang P. J., Bradley M. M., Cuthbert B. N. (1990). Emotion, attention, and the startle reflex. *Psychological Review*, 97, 377-398.
307. Langley K., Marshall L., Van Den Bree M., Thomas H., Owen M., O'Donovan M., Thapar A. (2004). Association of the dopamine D(4) receptor gene 7-repeat allele with neuropsychological test performance of children with ADHD. *American Journal of Psychiatry*, 161(1), 133-138.
308. LaPierre D., Braun C. M. J., Hodgins S. (1995). Ventral frontal deficits in psychopathy: neuropsychological test findings. *Neuropsychologia*, 33, 139-151.
309. Laucht M., Esser G., Baving L., Gerhold M., Hoesch I., Ihle W., Steigleider P., Stock B., Stoehr R. M., Weindrich D., Schmidt M. H. (2000). Behavioral sequelae of perinatal insults and early family adversity at 8 years of age. *Journal of the American Academy of Child and Adolescent Psychiatry*, 39, 1229-1237.
310. Lavie N. (1995). Perceptual load as a necessary condition for selective attention. *Journal of Experimental psychology: Human Perception and Performance*, 21(3), 451-468.
311. LeDoux J. E. (1998). *The Emotional Brain*. New York: Weidenfeld & Nicolson.
312. LeDoux J. E. (2000). The amygdala and emotion: a view through fear. In J. P. Aggleton (ed.), *The Amygdala: A functional analysis*, pp. 289-310. Oxford: Oxford University Press.
313. Lee M., Prentice N. M. (1988). Interrelations of empathy, cognition, and moral reasoning with dimensions of juvenile delinquency. *Journal of Abnormal Child Psychology*, 16, 127-139.
314. Lee R., Coccaro E. (2001). The neuropsychopharmacology of criminality and

aggression. *Canadian Journal of Psychiatry*, 46, 35-44.
315. Leibenluft E., Blair R. J., Charney D. S., Pine D. S. (2003). Irritability in pediatric mania and other childhood psychopathology. *Annals of the New York Academy of Sciences*, 1008, 201-218.
316. Leung P. W. L., Connolly K. J. (1996). Distractibility in hyperactive and conduct disordered children. *Journal of Child Psychology and Psychiatry*, 37, 305-312.
317. Levenston G. K., Patrick C. J., Bradley M. M., Lang P. J. (2000). The psychopath as observer: emotion and attention in picture processing. *Journal of Abnormal Psychology*, 109, 373-386.
318. Levine S., Wiener S. G., Coe C. L. (1993). Temporal and social factors influencing behavioral and hormonal responses to separation in mother and infant squirrel monkeys. *Psychoneuroendocrinology*, 18, 297-306.
319. Lichter J. B., Barr C. L., Kennedy J. L., Van Tol H. H., Kidd K. K., Livak K. J. (1993). A hypervariable segment in the human dopamine receptor D4 (DRD4) gene. Human Molecular Genetics, 2, 767-773.
320. Lilienfeld S. O., Andrews B. P. (1996). Development and preliminary validation of a self-report measure of psychopathic personality traits in noncriminal populations. *Journal of Personality Assessment*, 66, 488-524.
321. Linnoila M., Virkkunen M., Scheinin M., Nuutila A., Rimon R., Goodwin F. K. (1983). Low cerebrospinal fluid 5-hydroxy indoleacetic acid concentration differentiates impulsive from nonimpulsive violent behavior. *Life Sciences*, 33, 2609-2614.
322. Liu D., Diorio J., Tannenbaum B., Caldji C., Francis D., Freedman A., Sharma S., Pearson D., Plotsky P. M., Meaney M. J. (1997). Maternal care, hippocampal glucocorticoid receptors, and hypothalamic-pituitary-adrenal responses to stress. *Science*, 277, 1659-1662.
323. Liu D., Caldji C., Sharma S., Plotsky P. M., Meaney M. J. (2000). Influence of neonatal rearing conditions on stress-induced adrenocorticotropin responses and norepinepherine release in the hypothalamic paraventricular nucleus. *Journal of Neuroendocrinology*, 12(1), 5-12.
324. Loeber R (1991). Antisocial behavior: more enduring than changeable? *Journal of the American Academy of Child and Adolescent Psychiatry*, 30(3), 393-397.
325. Loeber R., Stouthamer-Loeber M., Van Kammen D. P., Farrington D. P. (1989). Development of a new measure of self-reported antisocial behavior for young children: prevalence and reliability. In M. Klein (ed.), *Cross-National Research in Self-Reported Crime and Delinquency*. Boston, MA: Kluwer-Nijhoff.
326. Loeber R., Farrington D. P., Stouthamer-Loeber M., Van-Kammen W. B. (1998). *Antisocial behavior, and mental health problems: explanatory factors in childhood and adolescence*. Mahwah, NJ: Lawrence Erlbaum Associates.
327. Logan G. D., Cowan W. B., Davis K. A. (1984). On the ability to inhibit simple and choice reaction time responses: a model and a method. *Journal of Experimental Psychology: Human Perception and Performance*, 10, 276-291.

328. Lorenz A. R., Newman J. P. (2002). Deficient response modulation and emotion processing in low-anxious caucasian psychopathic offenders: results from a lexical decision task. *Emotion*, 2(2), 91-104.
329. Lovelace L., Gannon L. (1999). Psychopathy and depression: mutually exclusive constructs? *Journal of Behavior Therapy and Experimental Psychiatry*, 30(3), 169-176.
330. Luria A. (1966). *Higher cortical functions in man*. New York: Basic Books.
331. Lykken D. T. (1957). A study of anxiety in the sociopathic personality. *Journal of Abnormal and Social Psychology*, 55, 6-10.
332. Lykken D. T. (1995). *The Antisocial Personalities*. Hillsdale, NJ: Lawrence Erlbaum Associates.
333. Lynam D. R. (1996). Early identification of chronic offenders: who is the fledgling psychopath? *Psychological Bulletin*, 120(2), 209-224.
334. Lyons-Ruth K. (1996). Attachment relationships among children with aggressive behavior problems: the role of disorganized early attachment patterns. *Journal of Consulting and Clinical Psychology*, 64, 64-73.
335. Lyons-Ruth K., Alpern L., Repacholi B. (1993). Disorganized infant attachment classification and maternal psychosocial problems as predictors of hostile-aggressive behavior in the preschool classroom. *Child Development*, 64, 572-585.
336. MacLeod C. M., MacDonald P. A. (2000). Interdimensional interference in the Stroop effect: uncovering the cognitive and neural anatomy of attention. *Trends in Cognitive Science*, 4, 383-391.
337. Malkova L., Gaffan D., Murray E. A. (1997). Excitotoxic lesions of the amygdala fail to produce impairment in visual learning of auditory scondary reinforcement but interfere with reinforcer devlauation effects in rhesus monkeys. *Journal of Neuroscience*, 17, 6011-6020.
338. Manuck S. B., Flory J. D., McCaffery J. M., Matthews K. A., Mann J. J., Muldoon M. F. (1998). Aggression, impulsivity, and central nervous system serotonergic responsivity in a nonpatient sample. *Neuropsychopharmacology*, 19, 287-299.
339. Marshall L. A., Cooke D. J. (1999). The childhood experiences of psychopaths: a retrospective study of familial and societal factors. *Journal of Personality Disorders*, 13, 211-225.
340. Masserman J. H., Wechkin S., Terris W. (1964). "Altruistic" behavior in rhesus monkeys. *American Journal of Psychiatry*, 121 (6), 584-585.
341. McClure E. B., Pope K., Hoberman A. J., Pine D. S., Leibenluft E. (2003). Facial expression recognition in adolescents with mood and anxiety disorders. *American Journal of Psychiatry*, 160, 1172-1174.
342. McEwen B. S., Angulo J., Cameron H., Chao H. M., Daniels D., Gannon M. N., Gould E., Mendelson S., Sakai R., Spencer R., et al. (1992a). Paradoxical effects of adrenal steroids on the brain: protection versus degeneration. *Biological Psychiatry*, 31, 177-199.
343. McEwen B. S., Gould E. A., Sakai R. R. (1992b). The vulnerability of the

hippocampus to protective and destructive effects of glucocorticoids in relation to stress. *British Journal of Psychiatry*, 160(suppl. 15), 18-24.
344. McNaughton N., Gray J. A. (2000). Anxiolytic action on the behavioural inhibition system implies multiple types of arousal contribute to anxiety. *Journal of Affective Disorders*, 61(3), 161-176.
345. Mealey L. (1995) The sociobiology of sociopathy: an integrated evolutionary model. *Behavioral and Brain Sciences*, 18, 523-599.
346. Mednick S. A., Kandel E. S. (1988). Congenital determinants of violence. *Bulletin of the American Academy of Psychiatry Law*, 16, 101-109.
347. Mitchell D. G. V., Colledge E., Leonard A., Blair R. J. R. (2002). Risky decisions and response reversal: is there evidence of orbitofrontal cortex dysfunction in psychopathic individuals? *Neuropsychologia*, 40, 2013-2022.
348. Mitchell D. G. V., Richell R. A., Leonard A., Blair R. J. R. (under revision). Emotion at the expense of cognition: psychopathic individuals outperform controls on an operant response task. *Journal of Abnormal Psychology*.
349. Moffitt T. E. (1993a). Adolescence-limited and life-course-persistent antisocial behavior: a developmental taxonomy. *Psychological Review*, 100, 674-701.
350. Moffitt T. E. (1993b). The neuropsychology of conduct disorder. *Development and Psychopathology*, 5, 135-152.
351. Moffitt T. E., Caspi A., Harrington H., Milne B. J. (2002). Males on the life-course-persistent and adolescence-limited antisocial pathways: follow-up at age 26 years. *Developmental Psychopathology*, 14, 179-207.
352. Molto J., Poy R., Torrubia R. (2000). Standardization of the Hare Psychopathy Checklist - Revised in a Spanish prison sample. *Journal of Personality Disorders*, 14, 84-96.
353. Moran P. (1999). Antisocial personality disorder: an epidemiological perspective. London: Royal College of Psychiatrists.
354. Morgan A. B., Lilienfield S. O. (2000). A meta-analytic review of the relation between antisocial behavior and neuropsychological measures of executive function. *Clinical Psychology Review*, 20, 113-136.
355. Morgan C. A., 3rd, Grillon C., Southwick S. M., Davis M., Charney D. S. (1996). Exaggerated acoustic startle reflex in Gulf War veterans with posttraumatic stress disorder. *American Journal of Psychiatry*, 153(1), 64-68.
356. Morgan C. A., 3rd, Grillon C., Lubin H., Southwick S. M. (1997). Startle reflex abnormalities in women with sexual assault-related posttraumatic stress disorder. *American Journal of Psychiatry*, 154(8), 1076-1080.
357. Morris J. S., Frith C. D., Perrett D. I., Rowland D., Young A. W., Calder A. J., et al. (1996). A differential response in the human amygdala to fearful and happy facial expressions. *Nature*, 383, 812-815.
358. Morton J., Frith U. (1993). Causal modelling: a structural approach to developmental psychopathology. In D. Cicchetti, D. H. Cohen (eds), *Manual of*

Developmental Psychopathology. New York: John Wiley & Sons.
359. Muller J. L., Sommer M., Wagner V., Lange K., Taschler H., Roder C. H., Schuierer G., Klein H. E., Hajak G. (2003). Abnormalities in emotion processing within cortical and subcortical regions in criminal psychopaths: evidence from a functional magnetic resonance imaging study using pictures with emotional content. *Biological Psychiatry*, 54(2), 152-162.
360. Murphy P. (2002). Inhibitory control in adults with attention-deficit/hyperactivity disorder. *Journal of Attention Disorders*, 6(1), 1-4.
361. Newman J. P. (1998). Psychopathic behaviour: an information processing perspective. In D. J. Cooke, A. E. Forth, R. D. Hare (eds), *Psychopathy: Theory, research and implications for society*, pp. 81-104. Dordrecht: Kluwer.
362. Newman J. P., Kosson D. S. (1986). Passive avoidance learning in psychopathic and nonpsychopathic offenders. *Journal of Abnormal Psychology*, 95, 252-256.
363. Newman J. P., Schmitt W. A. (1998). Passive avoidance in psychopathic offenders: a replication and extension. *Journal of Abnormal Psychology*, 107, 527-532.
364. Newman J. P., Widom C. S., Nathan S. (1985). Passive avoidance in syndromes of disinhibition: psychopathy and extraversion. *Journal of Personality and Social Psychology*, 48, 1316-1327.
365. Newman J. P., Patterson C. M., Kosson D. S. (1987). Response perseveration in psychopaths. *Journal of Abnormal Psychology*, 96, 145-148.
366. Newman J. P., Patterson C. M., Howland E. W., Nichols S. L. (1990). Passive avoidance in psychopaths: the effects of reward. *Personality and Individual Differences*, 11, 1101-1114.
367. Newman J. P., Schmitt W. A., Voss W. D. (1997). The impact of motivationally neutral cues on psychopathic individuals: assessing the generality of the response modulation hypothesis. *Journal of Abnormal psychology*, 106, 563-575.
368. Nigg J. T., Blaskey L. G., Huang-Pollock C. L., Rappley M. D. (2002). Neuropsychological executive functions and DSM-IV ADHD subtypes. *Journal of the American Academy of Child and Adolescent Psychiatry*, 41(1), 59-66.
369. Nippold M. A., Uhden L. D., Schwarz I. E. (1997). Proverb explanation through the lifespan: a developmental study of adolescents and adults. *Journal of Speech, Language, and Hearing Research*, 40(2), 245-253.
370. Nisenbaum L. K., Zigmond M. J., Sved A. F., Abercrombie E. D. (1991). Prior exposure to chronic stress results in enhanced synthesis and release of hippocampal norepinephrine in response to a novel stressor. *Journal of Neuroscience*, 11(5), 1478-1484.
371. Nucci L. P. (1981). Conceptions of personal issues: a domain distinct from moral or societal concepts. *Child Development*, 52, 114-121.
372. Nucci L. P., Herman S. (1982). Behavioral disordered children's conceptions of moral, conventional, and personal issues. *Journal of Abnormal Child Psychology*, 10, 411-425.

373. Nucci L. P., Nucci M. (1982). Children's social interactions in the context of moral and conventional transgressions. *Child Development*, 53, 403-412.
374. Nucci L., Turiel E., Encarnacion-Gawrych G. E. (1983). Social interactions and social concepts: analysis of morality and convention in the Virgin Islands. *Journal of Cross-Cultural Psychology*, 14, 469-487.
375. O'Brien B. S., Frick P. J. (1996). Reward dominance: associations with anxiety, conduct problems, and psychopathy in children. *Journal of Abnormal Child Psychology*, 24, 223-240.
376. O'Keefe J. (1991). The hippocampal cognitive map and navigational strategies. In J. Paillard (ed.), *Brain and Space*, pp. 273-295. Oxford: Oxford University Press.
377. Ogloff J. R., Wong S. (1990). Electrodermal and cardiovascular evidence of a coping response in psychopaths. *Criminal Justice and Behaviour*, 17, 231-245.
378. Panksepp J. (1998). *Affective Neuroscience: The foundations of human and animal emotions*. New York: Oxford University Press.
379. Pastor M. C., Molto J., Vila J., Lang P. J. (2003). Startle reflex modulation, affective ratings and autonomic reactivity in incarcerated Spanish psychopaths. *Psychophysiology*, 40, 934-938.
380. Patrick C. J. (1994). Emotion and psychopathy: startling new insights. *Psychophysiology*, 31, 319-330.
381. Patrick C. J., Bradley M. M., Lang P. J. (1993). Emotion in the criminal psychopath: startle reflex modulation. *Journal of Abnormal Psychology*, 102, 82-92.
382. Patrick C. J., Cuthbert B. N., Lang P. J. (1994). Emotion in the criminal psychopath: Fear image processing. *Journal of Abnormal Psychology*, 103, 523-534.
383. Patterson C. M., Newman J. P. (1993). Reflectivity and learning from aversive events: toward a psychological mechanism for the syndromes of disinhibition. *Psychological Review*, 100, 716-736.
384. Pennington B. F., Bennetto L. (1993). Main effects or transaction in the neuropsychology of conduct disorder? Commentary on "The neuropsychology of conduct disorder". *Development and Psychopathology*, 5, 153-164.
385. Pennington B. F., Ozonoff S. (1996). Executive functions and developmental psychopathology. *Journal of Child Psychology and Psychiatry*, 37, 51-87.
386. Perry D. G., Perry L. C. (1974). Denial of suffering in the victim as a stimulus to violence in aggressive boys. *Child Development*, 45, 55-62.
387. Perry D. G., Perry L. C., Rasmussen P. (1986). Cognitive social learning mediators of aggression. *Child Development*, 57, 700-711.
388. Petrides M. (1982). Motor conditional associative-learning after selective prefrontal lesions in the monkey. *Behavioural Brain Research*, 5, 407-413.
389. Petrides M. (1985). Deficits on conditional associative-learning tasks after frontal- and temporal-lobe lesions in man. *Neuropsychologia*, 23, 601-614.
390. Pham T. H. (1998). Psychometric evaluation of Hare's Psychopathy Checklist - Revised amongst a population of incarcerated Belgian prisoners. *L'Encephale*, 24,

435-441.
391. Phelps E. A., O'Connor K. J., Catenby J. C., Gore J. C., Grillon C., Davis M. (2001). Activation of the left amygdala to a cognitive representation of fear. *Nature Neuroscience*, 4, 437-441.
392. Phillips M. L., Young A. W., Senior C., Brammer M., Andrews C., Calder A. J., et al. (1997). A specified neural substrate for perceiving facial expressions of disgust. *Nature*, 389, 495-498.
393. Phillips M. L., Young A. W., Scott S. K., Calder A. J., Andrew C., Giampietro V. et al. (1998). Neural responses to facial and vocal expressions of fear and disgust. *Proceedings of the Royal Society of London B*, 265, 1809-1817.
394. Pichot P. (1978). Psychopathic behavior: a historical review. In R. D. Hare, D. S. Schalling (eds), *Psychopathic Behavior: Approaches to research*. Chichester: John Wiley & Sons.
395. Pickens C. L., Saddoris M. P., Setlow B., Gallagher M., Holland P. C., Schoenbaum G. (2003). Different roles for orbitofrontal cortex and basolateral amygdala in a reinforcer devaluation task. *Journal of Neuroscience*, 23, 11078-11084.
396. Pine D. S., Shaffer D., Schonfeld I. S., Davies M. (1997). Minor physical anomalies: modifiers of environmental risks for psychiatric impairment? *Journal of the American Acedemy of Child and Adolescent Psychiatry*, 36, 395-403.
397. Pine D. S., Cohen E., Cohen P., Brook J. S. (2000). Social phobia and the persistence of conduct problems. *Journal of Child Psychology and Psychiatry*, 41(5), 657-665.
398. Piquero A., Tibbetts S (1999). The impact of pre/perinatal disturbances and disadvantaged familial environment in predicting criminal offending. *Studies on Crime and Crime Prevention*, 8, 52-70.
399. Plotsky P. M., Meaney M. J. (1993). Early, postnatal experience alters hypothalamic corticotropin-releasing factor (CRF) mRNA, median eminence CRF content and stress-induced release in adult rats. *Brain Research. Molecular Brain Research*, 18, 195-200.
400. Poulin F., Boivin M. (2000). Reactive and proactive aggression: evidence of a two-factor model. *Psychological Assessment*, 12, 115-122.
401. Prather M. D., Lavenex P., Mauldin-Jourdain M. L., Mason W. A., Capitanio J. P., Mendoza S. P., Amaral D. G. (2001). Increased social fear and decreased fear of objects in monkeys with neonatal amygdala lesions. *Neuroscience*, 106(4), 653-658.
402. Price J. L. (2003). Comparative aspects of amygdala connectivity. *Annals of the New York Academy of Sciences*, 2003; 985, 50-58.
403. Quiggle N. L., Garber J., Panak W. F., Dodge K. A. (1992). Social information processing in aggressive and depressed children. *Child Development*, 63, 1305-1320.
404. Quirk G. J., Russo G. K., Barron J. L., Lebron K. (2000). The role of ventromedial prefrontal cortex in the recovery of extinguished fear. *Journal of Neuroscience*, 20, 6225-6231.
405. Rahman S., Sahakian B. J., Hodges J. R., Rogers R. D., Robbins T. W. (1999).

Specific cognitive deficits in mild frontal variant frontotemporal dementia. *Brain*, 122, 1469-1493.
406. Raine A. (1993). *The Psychopathology of Crime: Criminal behavior as a clinical disorder.* San Diego, CA: Academic Press.
407. Raine A. (1997). *The Psychopathology of Crime.* New York: Academic Press.
408. Raine A. (2002a). Annotation: the role of prefrontal deficits, low autonomic arousal, and early health factors in the development of antisocial and aggressive behavior in children. *Journal of Child Psychology and Psychiatry*, 43, 417-434.
409. Raine A. (2002b). Biosocial studies of antisocial and violent behavior in children and adults: a review. *Journal of Abnormal Child Psychology*, 30, 311-326.
410. Raine A., Venables P. H. (1988). Enhanced P3 evoked potentials and longer recovery times in psychopaths. *Psychophysiology*, 25, 30-38.
411. Raine A., O'Brien M., Smiley N., Scerbo A., Chan C. J. (1990). Reduced lateralization in verbal dichotic listening in adolescent psychopaths. *Journal of Abnormal Psychology*, 99(3), 272-277.
412. Raine A., Brennan P., Mednick S. A. (1994a). Birth complications combined with early maternal rejection at age 1 year predispose to violent crime at age 18 years. *Archives of General Psychiatry*, 51, 984-988.
413. Raine A., Buchsbaum M. S., Stanley J., Lottenberg S., Abel L., Stoddard J. (1994b). Selective reductions in prefrontal glucose metabolism in murderers. *Biological Psychiatry*, 15, 365-373.
414. Raine A., Venables P. H., Williams M. (1996). Better autonomic conditioning and faster electrodermal half-recovery time at age 15 years as possible protective factors against crime at age 29 years. *Developmental Psychology*, 32, 624-630.
415. Raine A., Buchsbaum M. S. LaCasse L. (1997). Brain abnormalities in murderers indicated by positron emission tomography. *Biological Psychiatry*, 42, 495-508.
416. Raine A., Meloy J. R., Birhle S., Staddard J., LaCasse L., Buchsbaum M. S. (1998a). Reduced prefrontal and increased subcortical brain functioning assessed using positron emission tomography in predatory and affective murderers. *Behaviour Science and Law*, 16, 319-332.
417. Raine A., Phil D., Stoddard J., Bihrle S., Buchsbaum M. (1998b). Prefrontal glucose deficits in murderers lacking psychosocial deprivation. *Neuropsychiatry, Neuropsychology, and Behavioral Neurology*, 11(1), 1-7.
418. Raine A., Lencz T., Bihrle S., LaCasse L., Colletti P. (2000). Reduced prefrontal gray matter volume and reduced autonomic activity in antisocial personality disorder. *Archives of General Psychiatry*, 57, 119-127.
419. Ramboz S., Saudou F., Amara D. A., Belzung C., Segu L., Misslin R., Buhot M. C., Hen R. (1996). 5-HT1B receptor knock out - behavioral consequences. *Behavioural Brain Researh*, 73, 305-312.
420. Rapport L. J., Van Voorhis A., Tzelepis A., Friedman S. R. (2001). Executive functioning in adult attention-deficit hyperactivity disorder. *Clinical Neuropsychology*,

15(4), 479-491.
421. Rees G., Frith C. D., Lavie N. (1997). Modulating irrelevant motion perception by varying attentional load in an unrelated task. *Science*, 278(5343), 1616-1619.
422. Reeve W. V., Schandler S. L. (2001). Frontal lobe functioning in adolescents with attention deficit hyperactivity disorder. *Adolescence*, 36(144), 749-765.
423. Rhee S. H., Waldman I. D. (2002). Genetic and environmental influences on antisocial behavior: a meta-analysis of twin and adoption studies. *Psychological Bulletin*, 128, 490-529.
424. Rice G. E. (1965). Aiding responses in rats: not in guinea pigs. In *Proceedings of the Annual Convention of the American Psychological Association*, pp. 105-106.
425. Rice G. E., Gainer P. (1962). "Altruism" in the albino rat. *Journal of Comparative and Physiological Psychology*, 55(1), 123-125.
426. Richell R. A., Mitchell D. G., Newman C., Leonard A., Baron-Cohen S., Blair R. J. (2003). Theory of mind and psychopathy: can psychopathic individuals read the "language of the eyes"? *Neuropsychologia*, 41, 523-526.
427. Richell R. A., Mitchell D. G. V., Peschardt K. S., Winston J. S., Leonard A., Dolan R. J., et al. (in press). Trust and distrust: the perception of trustworthiness of faces in psychopathic and non-psychopathic offenders. *Personality and Individual Differences*.
428. Roberts A. C., Robbins T. W., Weiskrantz L. (1998). *The Prefrontal Cortex: Executive and cognitive functions*. Oxford: Oxford University Press.
429. Robins L. N. (1966). *Deviant Children Grow Up*. Baltimore, MD: Williams & Wilkins.
430. Robins L. N., Tipp J., Pryzbeck T. (1991). Antisocial personality. In L. N. Robins, D. A. Regier (eds), *Psychiatric Disorders in North America*. New York: Free Press.
431. Robinson G., Blair J., Cipolotti L. (1998). Dynamic aphasia: an inability to select between competing verbal responses? *Brain*, 121, 77-89.
432. Rogeness G. A., Cepeda C., Macedo C. A., Fischer C., Harris W. R. (1990a). Differences in heart rate and blood pressure in children with conduct disorder, major depression, and separation anxiety. *Psychiatry Research*, 33, 199-206.
433. Rogeness G. A., Javors M. A., Mass J. W., Macedo C .A. (1990b). Catecholamines and diagnoses in children. *Journal of the American Academy of Child and Adolescent Psychiatry*, 29, 234-241.
434. Rogers R. D., Robbins T. W. (2001). Investigating the neurocognitive deficits associated with chronic drug misuse. *Current Opinions in Neurobiology*, 11, 250-257.
435. Rogers R. D., Lancaster M., Wakeley J., Bhagwagar Z. (2004). Effects of beta-adrenoceptor blockade on components of human decision-making. *Psychopharmacology*, 172, 157-164.
436. Roland E., Idsoe T. (1995). Aggression and bullying. *Aggressive Behavior*, 27, 446-462.
437. Rolls E. T. (1997). The orbitofrontal cortex. *Philosophical Transactions of the Royal Society B*, 351, 1433-1443.
438. Rolls E. T. (2000). The orbitofrontal cortex and reward. *Cerebral Cortex*, 10, 284-294.

439. Rolls E. T., Hornak J., Wade D., McGrath J. (1994). Emotion-related learning in patients with social and emotional changes associated with frontal lobe damage. *Journal of Neurology, Neurosurgery, and Psychiatry*, 57, 1518-1524.
440. Roth R. M., Flashman L. A., Saykin A. J., McAllister T. W., Vidaver R. (2004). Apathy in schizophrenia: reduced frontal lobe volume and neuropsycholagical deficits. *American Journal of Psychiatry*, 161(1), 157-159.
441. Rothbart M., Ahadi S., Hershey K. L. (1994). Temperament an social behaviour in children. *Merrill-Palmer Quarterly*, 40, 21-39.
442. Roussy S., Toupin J. (2000). Behavioral inhibition deficits in juvenile psychopaths. *Aggressive Behavior*, 26, 413-424.
443. Rumsey J. M., Rapoport J. L., Sceery W. R. (1985). Autistic children as adults: psychiatric, social, and behavioral outcomes. *Journal of the American Academy of Child Psychiatry*, 24(4), 465-473.
444. Russo M. F., Beidel D. C. (1993). Co-morbidity of childhood anxiety and externlizing disorders: prevalence, associated characteristics, and validation issues. *Clinical Psychology Review*, 14, 199-221.
445. Salekin R. T., Rogers R., Sewell W. (1997). Construct validity of psychopathy in a female offender sample: a multitrait-multimethod evaluation. *Journal of Abnormal Psychology*, 106(4), 576-585.
446. Salekin R. T., Rogers R., Ustad K. L., Sewell K. W. (1998). Psychopathy and recidivism among female inmates. *Law and Human Behavior*, 22, 109-128.
447. Saltaris C. (2002). Psychopathy in juvenile offenders: can temperament and attachment be considered as robust developmental precursors? *Clinical Psychology Review*, 22, 729-752.
448. Samuels J. F., Nestadt G., Romanoski A. J., Folstein M. F., McHugh P. R. (1994). DSM-III personality disorders in the community. *American Journal of Psychiatry*, 151(7), 1055-1062.
449. Scerbo A., Raine A., O'Brien M., Chan C. J., Rhee C., Smiley N. (1990). Reward dominance and passive avoidance learning in adolescent psychopaths. *Journal of Abnormal Child Psychology*, 18(4), 451-463.
450. Schmauk P. J. (1970). Punishment, arousal, and avoidance learning in psychopaths. *Journal of Abnormal Psychology*, 76, 325-335.
451. Schmitt W. A., Newman J. P. (1999). Are all psychopathic individuals low-anxious? *Journal of Abnormal Psychology*, 108, 353-358.
452. Schneider F., Gur R. C., Gur R. E., Muenz L. R. (1994). Standardized mood induction with happy and sad facial expression. *Psychiatry Research*, 51, 19-31.
453. Schneider F., Weiss U., Kessler C., Muller-Gartner H. W., Posse S., Salloum J. B., Grodd W., Himmelmann F., Gaebel W., Birbaumer N. (1999). Subcortical correlates of differential classical conditioning of aversive emotional reactions in social phobia. *Biological Psychiatry*, 45(7), 863-871.
454. Schneider F., Habel U., Kessler C., Posse S., Grodd W., Muller-Gartner H. W.

(2000). Functional imaging of conditioned aversive emotional responses in antisocial personality disorder. *Neuropsychobiology*, 42(4), 192-201.
455. Schoenbaum G., Chiba A. A., Gallagher M. (1999). Neural encoding in orbitofrontal cortex and basolateral amygdala during olfactory discrimination learning. *Journal of Neuroscience*, 19, 1876-1884.
456. Schoenbaum G., Nugent S. L., Saddoris M. P., Setlow B. (2002). Orbitofrontal lesions in rats impair reversal but not aquisition of go, no-go odor discriminations. *Neuroreport*, 13, 885-890.
457. Schultz R. T., Grelotti D. J., Klin A., Kleinman J., Van der Gaag C., Marois R., Skudlarski P. (2003). The role of the fusiform face area in social cognition: implications for the pathobiology of autism. *Philosophical Transactions of the Royal Society of London B*, 358(1430), 415-427.
458. Serin R. C., Amos N. L. (1995). The role of psychopathy in the assessment of dangerousness. *International Journal of Law and Psychiatry*, 18, 231-238.
459. Shaikh M. B., De Lanerolle N. C., Siegel A. (1997). Serotonin 5-HT1A and 5-HT2/1C receptors in the midbrain periaqueductal gray differentially modulate defensive rage behavior elicited from the medial hypothalamus of the cat. *Brain Research*, 765, 198-207.
460. Shallice T., Burgess P. W., Frith C. D. (1991). Can the neuropsychological case-study approach be applied to schizophrenia? *Psychological Medicine*, 21, 661-673.
461. Shih J. C., Chen K., Ridd M. J. (1999). Monoamine oxidase: from genes to behavior. *Annual Review of Neuroscience*, 22, 197-217.
462. Shweder R. A., Mahapatra M., Miller J. G. (1987). Culture and moral development. In J. Kagan, S. Lamb (eds), *The Emergence of Morality in Young Children*, pp. 1-83. Chicago, IL: University of Chicago Press.
463. Silva J.A., Derecho D. V., Leong G. B., Weinstock R., Ferrari M. M. (2001). A classification of psychological factors leading to violent behavior in posttraumatic stress disorder. *Journal of Forensic Science*, 46(2), 309-316.
464. Silverthorn P., Frick P. J. (1999). Developmental pathways to antisocial behavior: the delayed-onset pathway in girls. *Developmental Psychopathology*, 11(1), 101-126.
465. Smetana J. G. (1981). Preschool children's conceptions of moral and social rules. *Child Development*, 52, 1333-1336.
466. Smetana J. G. (1985). Preschool children's conceptions of transgressions: the effects of varying moral and conventional domain-related attributes. *Developmental Psychology*, 21, 18-29.
467. Smetana J. G. (1993). Understanding of social rules. In M. Bennett (ed.), *The Child as Psychologist: An introduction to the development of social cognition*, pp. 111-141. New York: Harvester Wheatsheaf.
468. Smetana J. G., Braeges J. L. (1990). The development of toddlers' moral and conventional judgments. *Merrill-Palmer Quarterly*, 36, 329-346.
469. Smith S. S., Newman J. P. (1990). Alcohol and drug abuse-dependence disorders in

psychopathic and nonpsychopathic criminal offenders. *Journal of Abnormal Psychology*, 99, 430-439.
470. Smith S. S., Arnett P. A., Newman J. P. (1992). Neuropsychological differentiation of psychopathic and nonpsychopathic criminal offenders. *Personality and Individual Differences*, 13(11), 1233-1243.
471. Soderstrom H., Tullberg M., Wikkelso C., Ekholm S., Forsman A. (2000). Reduced regional cerebral blood flow in non-psychotic violent offenders. *Psychiatry Research*, 98(1), 29-41.
472. Soderstrom H., Hultin L., Tullberg M., Wikkelso C., Ekholm S., Forsman A. (2002). Reduced frontotemporal perfusion in psychopathic personality. *Psychiatry Research*, 114(2), 81-94.
473. Song M., Smetana J. G., Kim S. Y. (1987). Korean children's conceptions of moral and conventional transgressions. *Developmental Psychology*, 23, 577-582.
474. Sparks B. F., Friedman S. D., Shaw D. W., Aylward E. H., Echelard D., Artru A. A., Maravilla K. R., Giedd J. N., Munson J., Dawson G., Dager S. R. (2002). Brain structural abnormalities in young children with autism spectrum disorder. *Neurology*, 59(2). 184-192.
475. Sprengelmeyer R., Rausch M., Eysel U. T., Przuntek H. (1998). Neural structures associated with the recognition of facial basic emotions. *Proceedings of the Royal Society of London B*, 265, 1927-1931.
476. Stanton M. E., Gutierrez Y. R., Levine S. (1988). Maternal deprivation potentiates pituitary-adrenal stress responses in infant rats. *Behavioral Neuroscience*, 102, 692-700.
477. Steiner H., Garcia I. G., Matthews Z. (1997). Posttraumatic stress disorder in incarcerated juvenile delinquents. *Journal of the American Academy of Child and Adolescent Psychiatry*, 36, 357-365.
478. Stevens D., Charman T., Blair R. J. R. (2001). Recognition of emotion in facial expressions and vocal tones in children with psychopathic tendencies. *Journal of Genetic Psychology*, 162(2), 201-211.
479. Stoddart T., Turiel E. (1985). Children's concepts of cross-gender activities. *Child Development*, 56, 1241-1252.
480. Stone V. E., Baron-Cohen S., Calder A., Keane J., Young A. (2003). Acquired theory of mind impairments in individuals with bilateral amygdala lesions. *Neuropsychologia*, 41, 209-220.
481. Strauss E. (1983). Perception of emotional words. *Neuropsychologia*, 21, 99-103.
482. Stroop J. R. (1935). Studies of interference in serial verbal reactions. *Journal of Experimental Psychology*, 18, 643-662.
483. Stuss D. T., Benson D. F. (1986). *The Frontal Lobes*. New York: Raven Press.
484. Sutker P. B. (1970). Vicarious conditioning and sociopathy. *Journal of Abnormal Psychology*, 76, 380-386.
485. Swann A. C. (2003). Neuroreceptor mechanisms of aggression and its treatment. *Journal of Clinical Psychiatry*, 64(Suppl 4), 26-35.

486. Swanson M. C., Bland R. C., Newman S. C. (1994). Antisocial personality disorders. *Acta Psychiatrica Scandinavica*, 376, 63-70.
487. Tanaka M., Yoshida M., Emoto H., Ishii H. (2000). Noradrenaline systems in the hypothalamus, amygdala and locus coeruleus are involved in the provocation of anxiety: basic studies. *European Journal of Pharmacology*, 405(1-3), 397-406.
488. Taylor E. A., Schachar R., Thorley G., Wieselberg M. (1986). Conduct disorder and hyperactivity: I. Separation of hyperactivity and antisocial conduct in British child psychiatric patients. *British Journal of Psychiatry*, 149, 760-767.
489. Thornquist M. H., Zuckerman M. (1995). Psychopathy, passive-avoidance learning and basic dimensions of personality. *Personality and Individual Differences*, 19(4), 525-534.
490. Tiihonen J., Hodgins S., Vaurio O., Laakso M., Repo E., Soininen H., Aronen H. J., Nieminen P., Savolainen L. (2000). Amygdaloid volume loss in psychopathy. *Society for Neuroscience Abstracts*, 2017.
491. Tomasson K., Vaglum P. (2000). Antisocial addicts: the importance of additional axis I disorders for the 28-month outcome. *European Psychiatry*, 15(8), 443-449.
492. Tomb I., Hauser M., Deldin P., Caramazza A. (2002). Do somatic markers mediate decisions on the gambling task? *Nature Neuroscience*, 5(11), 1103-1104; author reply 1104.
493. Tranel D., Damasio H. (1994). Neuroanatomical correlates of electrodermal skin conductance responses. *Psychophysiology*, 31, 427-438.
494. Trasler G. B. (1973). Criminal behaviour. In H. J. Eysenck (ed), *Handbook of Abnormal Psychology*. London: Pitman.
495. Trasler G. B. (1978). Relations between psychopathy and persistent criminality - methodological and theoretical issues. In R. D. Hare, D. S. Schalling (eds), *Psychopathic Behaviour: Approaches to research*. Chichester: John Wiley & Sons.
496. Tremblay L., Schultz W. (1999). Relative reward preference in primate orbitofrontal cortex. *Nature*, 398, 704-708.
497. Trevethan S., Walker L. J. (1989). Hypothetical versus real-life moral reasoning among psychopathic and delinquent youth. *Development and Psychopathology*, 1, 91-103.
498. Triesman A. M., Gormican S. (1988). Feature analysis in early vision: evidence from search asymmetries. *Psychological Review*, 95, 15-48.
499. Turiel E. (1983). *The Development of Social Knowledge: Morality and convention*. Cambridge: Cambridge University Press.
500. Turiel E., Killen M., Helwig C. C. (1987). Morality: its structure, functions, and vagaries. In S. Lamb (ed.), *The Emergence of Morality in Young Children*, pp. 155-245. Chicago, IL: University of Chicago Press.
501. Tversky A., Kahneman D. (1981). The framing of decisions and the psychology of choice. *Science*, 211, 453-458.
502. Usher M., Cohen J. D. (1999) Short-term memory and selection processes in a

frontal-lobe model. In D. Heinke, G. W. Humphries, A. Olsen (eds), *Connectionist models in Cognitive Neuroscience*, pp. 78-91 London: Springer-Verlag.
503. Vandenbergh D. J., Persico A. M., Hawkins A. L., Griffin C. A., Li X., Jabs E. W., et al. (1992). Human dopamine transporter gene (DAT1) maps to chromosome 5p15. 3 and displays a VNTR. *Genomics*, 14, 1104-1106.
504. Veit R., Flor H., Erb M., Hermann C., Lotze M., Grodd W., Birbaumer N. (2002). Brain circuits involved in emotional learning in antisocial behavior and social phobia in humans. *Neuroscience Letters*, 328(3), 233-236.
505. Verona E., Patrick C. J., Joiner T. E. (2001). Psychopathy, antisocial personality, and suicide risk. *Journal of Abnormal Psychology*, 110(3), 462-470.
506. Verona E., Curtin J. J., Patrick C. J., Bradley M. M., Lang P. J. (2004). Psychopathy and physiological response to emotionally evocative sounds. *Journal of Abnormal Psychology*, 113, 99-108.
507. Viding E., Blair R. J. R., Moffitt T. E., Plomin R. (submitted). Psychopathic syndrome indexes strong genetic risk for antisocial behaviour in 7-year-olds. *Journal of Child Psychology and Psychiatry*.
508. Virkkunen M., De Jong J., Bartko J., Linnoila M. (1989). Psychobiological concomitants of history of suicide attempts among violent offenders and impulsive fire setters. *Archives of General Psychiatry*, 46, 604-606.
509. Vitaro F., Gendreau P. L., Tremblay R. E., Oligny P. (1998). Reactive and proactive aggression differentially predict later conduct problems. *Journal of Child Psychology and Psychiatry*, 39, 377-385.
510. Vitaro F., Brendgen M., Tremblay R. E. (2002). Reactively and proactively aggressive children: antecedent and subsequent characteristics. *Journal of Child Psychology and Psychiatry*, 43, 495-505.
511. Vitiello B., Stoff D. M. (1997). Subtypes of aggression and their relevance to child psychiatry. *Journal of the American Academy of Child and Adolescent Psychiatry*, 36, 307-315.
512. Volavka J. (1995). *Neurobiology of Violence*. Washington. DC: American Psychiatric Press.
513. Volkow N. D., Tancredi L. (1987). Neural substrates of violent behaviour. A preliminary study with positron emission tomography. *British Journal of Psychiatry*, 151, 668-673.
514. Volkow N. D., Tancredi L. R., Grant C., Gillespie H., Valentine A., Mullan N., Wang G. J., Hollister L. (1995). Brain glucose metabolism in violent psychiatric patients: a preliminary study. *Psychiatry Research*, 61(4), 243-253.
515. Vuilleumier P., Armony J. L., Driver J., Dolan R. J. (2001). Effects of attention and emotion on face processing in the human brain: an event-related fMRI study. *Neuron*, 30, 829-841.
516. Vuilleumier P., Armony J. L., Driver J., Dolan R. J. (2003). Distinct spatial frequency sensitivities for processing faces and emotional expressions. *Nature*

Neuroscience, 6, 624-631.
517. Vyas A., Mitra R., Shankaranarayana Rao B. S., Chattarji S. (2002). Chronic stress induces contrasting patterns of dendritic remodeling in hippocampal and amygdaloid neurons. *Journal of Neuroscience*, 22, 6810-6818.
518. Walsh E., Buchanan A., Fahy T. (2002). Violence and schizophrenia: examining the evidence. *British Journal of Psychiatry*, 180, 490-495.
519. Widom C. S. (1992). *The Cycle of Violence*. Washington, DC: US Department of Justice, Office of Justice Programs, National Institute of Justice.
520. Williams D., Stott C. M., Goodyer I. M., Sahakian B. J. (2000). Specific language impairment with or without hyperactivity: neuropsychological evidence for fronto-striatal dysfunction. *Developmental Medicine and Child Neurology*, 42(6), 368-375.
521. Williamson S., Hare R. D., Wong S. (1987). Violence: criminal psychopaths and their victims. *Canadian Journal of Behavioral Science*, 19, 454-462.
522. Williamson S., Harpur T. J., Hare R. D. (1991). Abnormal processing of affective words by psychopaths. *Psychophysiology*, 28, 260-273.
523. Winston J. S., Strange B. A., O'Doherty J. Dolan R J. (2002). Automatic and intentional brain responses during evaluation of trustworthiness of faces. *Nature Neuroscience*, 5, 277-283.
524. Wodushe T. R., Neumann C. S. (2003). Inhibitory capacity in adults with symptoms of attention deficit/hyperactivity disorder (ADHD). *Archives of Clinical Neuropsychology*, 18(3), 317-330.
525. Wolfgang M. E., Figlio R. M., Sellin T. (1972). *Delinquency in a Birth Cohort*. Chicago, IL: Chicago University Press.
526. Wolfgang M. E., Thornberry T. P., Figlio R. M. (1987). *From Boy to Man, From Delinquency to Crime*. Chicago, IL: Chicago University Press.
527. Wong M., Fenwick P., Fenton G., Lumsden J., Maisey M., Stevens J. (1997). Repetitive and non-repetitive violent offending behaviour in male patients in a maximum security mental hospital - clinical and neuroimaging findings. *Medicine, Science and Law*, 37(2), 150-160.
528. Wootton J. M., Frick P. J., Shelton K. K., Silverthorn P. (1997). Ineffective parenting and childhood conduct problems: the moderating role of callous - unemotional traits. *Journal of Consulting and Clinical Psychology*, 65, 292-300.
529. Zoccolillo M. (1992). Co-occurrence of conduct disorder and its adult outcomes with depressive and anxiety disorders: a review. *Journal of the American Academy of Child and Adolescent Psychiatry*, 31(3), 547-556.

索　引

《人名索引》

Barkley, R. A.　　*193*
Bechara, A.　　*129*
Bowlby, J.　　*52*
Cleckley, H. M.　　*10, 25, 65, 101*
Cohen, J. D.　　*193*
Damasio, A. R.　　*127*
Hare, R. D.　　*10, 30-32, 53, 82, 83, 87, 113, 115, 203*
Kohlberg, L.　　*77*
LeDoux, J. E.　　*154*
Lykken, D. T.　　*67, 71*
Moffitt, T. E.　　*30, 59*
Newman, J. P.　　*34, 71, 84, 88, 94, 168, 202, 203*
Raine, A.　　*44, 88, 121, 122*
Stroop, J. R.　　*193*
Turiel, E.　　*79*

《事項索引》

2因子モデル　　*13*
3因子構造　　*14*
3因子モデル　　*13*
4組のトランプ遊び課題　　*128*
5-HIAA濃度　　*146*
5-HT　　*146*
ACTH　　*47, 136, 142*
ADHD　　*35, 118, 192, 197*
　──多動型　　*197*
　──注意欠陥型　　*197*
APSD　　*10, 18, 24*
　──3因子構造　　*14*
ASPD　　*9*
BA47　　*140, 145, 197*
BLA　　*154*
BPD　　*206*
CA3ニューロン　　*48*
CD　　*3*
CeN　　*154*
COWAT　　*118, 120*
CRF　　*136, 142*
CSF　　*146*
DLPFC　　*118*
DSM-IV　　*3, 9*
ERP　　*82, 87, 96, 187*
ERPs　　*162*
go/no-go課題　　*88, 120, 186, 197*

HPA *136*
ID/ED *184*
──課題 *120, 196*
IES *154*
──モデル *167, 170*
Interpersonal Reactivity Index *73*
IQ *31, 51, 78*
IRT *28*
LHA 仮説 *114*
MAOA 遺伝子 *147*
Minor Physical Anomalies *45*
MPAs *45*
mRNA *142*
N100 *87*
P300 *88*
PAG *134, 147*
PCL *10*
PCL-R *10, 19, 20, 24, 55*
PCL-YV *10, 55*
PD *122*
PET *120, 145*
PPI *40*
Psychopathic Personality Inventory *40*
PTSD *33, 143, 206*
PVN *136*
SCR *159*
SES *31, 50, 78*
stop-signal 課題 *89*
stop 課題 *186*
TEDS *40*
The Antisocial Process Screening Device *10*
The Psychopathy Checklist: Youth Version *10*
The Psychopathy Checklist-Rivised *10*
Twins Early Development Study *40*
VIM *170*
──モデル *106, 167*
WCST *118, 120*

【あ行】

α2受容体 *142*
愛着 *52, 110*
あたかも体性ループ *128*
アルコール依存 *34, 56, 123, 189*
怒り *138*
異極性誤答 *83*
育児放棄 *44*
意思決定 *127, 164, 171, 176*
いじめ *15*
依存 *189*
依存性人格障害 *122, 145*
一生涯不変症候群 *60*
遺伝 *39, 40*
遺伝子異常 *181, 207*
違反 *79*
イプサピロン *147*
意味記憶 *78, 84*
意味処理 *85*
意味処理課題 *202*
意味プライミング *85*
──課題 *203*
意味連関 *203*
ウィスコンシンカード分類検査

118, 196
うつ　144
うつ病　206
運動前野　163
疫学　23
エピソード記憶　72
応答逆転　71, 101, 102, 120, 138, 139, 146, 183, 184, 187, 197
オドボール課題　87

【か行】

外在化　143
外傷　117
外側基底核　48, 103, 154
外的手がかり課題　87
海馬　42, 47, 48, 142
　──のCA3ニューロン　48
過覚醒　143
確率的応答逆転　185
下垂体　47, 136
家族　54
課題文脈モジュールモデル　193
葛藤解消　186
合併症　32
感覚連合皮質野　154
環境ストレス　47
間欠性爆発性障害　43, 146, 206
慣習　79
慣習的違反　173
感情表象　167, 175
感情プライミング　176, 179
危険予測　20
規則　80
期待報酬　137

基底核　156
気分障害　33
基本脅威回路　41, 47, 178
　──網　141
基本脅威反応　135
虐待　47, 143, 147
嗅皮質　154
脅威　16, 41, 67, 134
境界性人格障害　53, 122, 145, 206
驚愕反射　68, 102, 158, 175, 178
共活性　194
共感　57, 73, 104
共感性　53, 173
恐怖　57, 67
恐怖機能不全モデル　101, 167, 178
恐怖表情　184
偶発的変化　139, 183, 185
具象　83
結晶性知能　32
嫌悪刺激　207
嫌悪条件づけ　67, 102, 124, 158, 171, 175, 184, 187
嫌悪反応　53
言語処理　83
語彙決定課題　82, 96, 100, 176, 179, 203
行為障害　3, 4, 24, 29, 59, 197, 204
　──小児期発症型　4, 29, 206
　──青年期限局型　29, 59, 206
　──青年期発症型　4
　──の有病率　24
後天的ソシオパシー　129
行動阻害理論　196
行動抑制　193

——システムモデル　*102*
抗不安薬　*103*
項目反応理論　*28*
古典的条件づけ　*102*
コルチコステロン　*142*
コルチゾール　*48, 136*
恐がり　*174*
コンピュータ・ナンバー課題　*95*

【さ行】

サイコパス
　　　——2因子モデル　*13*
　　　——3因子モデル　*13*
　　　——の遺伝　*39*
　　　——の疫学　*23*
　　　——の合併症　*32*
　　　——の有病率　*23*
再犯　*20*
視覚探索　*89*
　　　——課題　*88*
視覚的持続処理課題　*88*
刺激選択　*160*
刺激-罰連関　*175, 181, 200*
刺激-報酬連関　*175, 200*
次元内／次元外　*184*
　　　——課題　*120*
自己愛　*18*
自己愛性人格障害　*122, 145*
視床　*154, 156*
視床下部　*47, 134, 136, 142*
　　　——室傍核　*142*
持続処理課題　*87, 193*
室傍核　*136, 142*
自動処理　*94*

自閉症　*53, 199*
自閉性障害　*199*
社会恐怖　*33, 104, 124*
社会経済的地位　*31, 50, 78*
社会的応答逆転　*137, 139*
社会的シグナル　*146*
社会的情動　*180*
　　　——認知　*200*
社会認知　*137, 179, 200*
終止コドン　*147*
主観的価値　*51*
出産時合併症　*44*
受動回避　*71, 100, 102, 168, 184, 187*
　　　——学習　*95, 165, 175*
上丘　*49, 141*
消去　*71, 120, 184, 187*
条件刺激連関　*156*
条件つき学習　*165*
上側頭溝　*201*
衝動／攻撃性障害　*16, 43, 146*
情動学習　*54, 70, 94, 124*
情動記憶課題　*124*
情動帰属課題　*81*
情動障害　*18, 39*
情動処理　*74*
情動体験　*81*
情動的極性　*83*
情動認知　*75, 179*
情動脳　*154*
情動反応　*127, 207*
情動妨害課題　*162*
小児期発症型行為障害　*4*
自律神経反応　*68, 74, 102, 124,*

128, 159, 172
人格障害　122, 145
新奇恐怖　104
神経伝達物質　181
人種　26
心的外傷後ストレス障害　33, 143, 206
信頼　179
遂行機能　116, 193
　——検査　118
遂行的調節システム　41, 43
ストループ課題　86, 100, 193, 197
ストループ干渉　86
ストレス　142
制御システム　136
成熟ギャップ　60
精神障害の診断・統計マニュアル第4版　3
正中隆起　142
青年期限局型行為障害　59, 206
青年期発症型行為障害　4
青斑核　136, 142
生物学的素因　144
性別　25
セロトニン　43, 146
線条体　163
前帯状回　163
選択　50
前頭前皮質　117, 118, 121, 127, 136, 140, 144, 156, 159, 163, 171, 183, 186-188, 198
　——外側眼窩　140, 145
　——眼窩　16, 117, 136, 144, 159, 171, 183, 186-188

　——内側　117, 136, 144
　——内側眼窩　163
　——背外側　33, 117, 118, 136
　——腹外側　183, 186, 188, 198
　——腹内側　127, 156, 171
前頭葉　116, 120
前頭葉機能不全仮説　116
前脳　154
全般性不安障害　33, 206
双極性うつ病　206
双極性障害　16, 43, 146, 206
側頭皮質　156
ソマティックマーカー仮説　127

【た行】

大うつ病性障害　33
対象識別学習　165
体性ループ　128
多剤薬物依存　34
単一性うつ病　206
知能　31
注意　86, 95, 97, 160
注意欠陥多動障害　35, 118, 192, 206
　——多動型　197
　——注意欠陥型　197
中隔 - 海馬損傷　94
中心核　103, 154
中脳水道周囲灰白質　134
聴覚誘発電位　87
低体温反応　147
敵意　143
　——バイアス　143
島　156, 170

動機づけ　*50*
道具的学習　*70, 163, 171, 187*
道具的攻撃　*15, 46, 60, 117, 129, 198, 205, 207*
道具的条件づけ　*102*
統合失調症　*33, 121*
　——スペクトラム　*123*
統合的情動システム　*154*
糖質コルチコイド　*142*
統制発語連合検査　*118*
道徳　*53, 79, 110*
道徳／習慣識別課題　*79*
道徳的違反　*173*
道徳的社会化　*17, 57, 101, 104, 108, 170, 173*
道徳的ジレンマ　*77*
道徳的推論　*77*
トップダウン　*97, 160*
トランプ遊び課題　*71, 96, 100, 120, 184*
トリプトファン　*147*

【な行】

内的表現力　*78*
二重課題実験　*86*
妊娠合併症　*44*
ネオフォビア　*104*
ネグレクト　*55*
年齢　*28*
脳幹　*154*
脳脊髄液　*146*
ノックアウト　*146*
ノルアドレナリン　*136, 142, 181, 197*
ノルエピネフリン　*136*

【は行】

バイアス競合モデル　*97*
反社会性人格障害　*9, 24, 122, 145, 204*
　——の有病率　*24*
反応群調節仮説　*94*
反応制御　*186, 197*
　——課題　*89, 188*
反応的攻撃　*15, 40, 46, 59, 117, 129, 134, 189, 205, 206*
　——の遺伝　*40*
皮質　*142*
非自明性課題　*90*
左半球　*113*
左半球活性化仮説　*113*
皮膚電気反応　*67, 74, 128, 159, 176*
表情認知　*146, 173*
不安　*65, 144*
不安障害　*33, 65, 182*
フェンフルラミン　*147*
副腎　*47, 136*
副腎皮質刺激ホルモン　*47, 136*
　——放出因子　*136*
物質乱用障害　*34*
プライミング効果　*85*
プルテウス迷路課題　*120*
プロラクチン　*147*
分界条　*134*
分割視野課題　*89*
分割視野パラダイム　*82*
ヘップの学習　*170*
扁桃体　*47, 48, 103, 104, 134, 142,*

144, 153, 154, 170, 188, 198, 200, 207
　──外側基底核　48, 103, 154
　──中心核　103, 154
弁別学習課題　176
防衛的怒り　147
報酬／罰弁別課題　179
紡錘状回　201
縫線核　146
暴力抑制機構　170
　──モデル　106
ポップアウト効果　98
ボトムアップ　97, 160
ホルモン　47

【ま行】

味覚／内臓性上行路　154
目的志向的　17

【や行】

薬物依存　34, 189
誘発関連電位　162
誘発反応電位　82, 96
有病率　23-26, 28, 31
　──とIQ　31
　──と社会経済的地位　31
　──と人種　26
　──と性別　25
　──と年齢　28
養育　45, 54
陽電子放射断層撮影　120
欲求不満　134, 137
両耳異刺激聴課題　114

《著者紹介》

James Blair（ジェームズ・ブレア）
1993年に，ロンドン大学においてジョン・モートン教授のもとで心理学博士を取得。その後，ロンドン大学認知神経科学部門でウタ・フリスらとともにサイコパスや発達障害の研究を行う。2002年より，NIMHリサーチ・プログラムにおける気分・不安障害プログラム情動・認知神経科学部門の主任を務める。

Derek Mitchell（デレク・ミッチェル）
NIMHリサーチ・プログラムにおける気分・不安障害プログラム情動・認知神経科学部門勤務。

Karina Blair（カリナ・ブレア）
NIMHリサーチ・プログラムにおける気分・不安障害プログラム情動・認知神経科学部門勤務。

《訳　者》

福井裕輝（ふくい　ひろき）

性障害専門医療センター（SOMEC）センター長，一般社団法人男女問題解決支援センター代表理事，精神科医，医学博士
1969年生まれ，京都大学工学部卒後，医学部を卒業
京都大学医学部附属病院精神科神経科，京都医療少年院，国立精神・神経医療研究センターなどを経て現職
専門は，司法精神医学，社会神経科学
E-mail: legalpsychiatry@gmail.com

《翻訳協力者》

川田良作（かわだ　りょうさく）

京都医療少年院法務技官，精神科医
京都府立医科大学医学部医学科卒業
京都大学医学部附属病院精神科神経科などを経て現職
専門は，認知神経科学，司法精神医学

サイコパス―冷淡な脳―

2009年7月11日	初版第1刷発行
2012年2月20日	初版第2刷発行
2013年8月6日	初版第3刷発行
2016年5月26日	初版第4刷発行

編　者　ジェームズ・ブレア，デレク・ミッチェル，カリナ・ブレア
訳　者　福井裕輝
発行者　石澤雄司
発行所　㈱星和書店

〒168-0074　東京都杉並区上高井戸1-2-5
電話　03（3329）0031（営業部）／03（3329）0033（編集部）
FAX　03（5374）7186（営業部）／03（5374）7185（編集部）
http://www.seiwa-pb.co.jp

©2009　星和書店　　Printed in Japan　　ISBN978-4-7911-0713-1

・本書に掲載する著作物の複製権・翻訳権・上映権・譲渡権・公衆送信権（送信可能化権を含む）は㈱星和書店が保有します。
・ JCOPY 〈(社)出版者著作権管理機構　委託出版物〉
本書の無断複写は著作権法上での例外を除き禁じられています。複写される場合は，そのつど事前に(社)出版者著作権管理機構（電話 03-3513-6969，FAX 03-3513-6979, e-mail: info@jcopy.or.jp）の許諾を得てください。

暴力のリスクアセスメント

精神障害と暴力に関するマッカーサー研究から

J・モナハン、他 著　安藤久美子、中澤佳奈子 訳
A5判　220p　2,800円

精神病患者のかかわる可能性のある暴力のリスクファクターを検討し、新たな臨床アセスメントツールを提案。

非行と犯罪の精神科臨床

―矯正施設の実践から―

野村俊明、奥村雄介 編
A5判　164p　2,800円

矯正施設でいかにして治療が行われるか。司法精神科臨床入門の書。

触法精神障害者への心理的アプローチ

壁屋康洋 著
A5判　232p　2,800円

医療観察法病棟での実践に基づく本書は、法で求められている再他害行為の防止と社会復帰を効果的に進めるための心理的アプローチを報告。

発行：星和書店　http://www.seiwa-pb.co.jp　価格は本体(税別)です

脳をみる心、心をみる脳：
マインドサイトによる新しいサイコセラピー
自分を変える脳と心のサイエンス

ダニエル・J・シーゲル 著　山藤奈穂子、小島美夏 訳
四六判　480p　2,800円

「マインドサイト」は、幸せを妨げる脳と心の働きのパターンに変化を
引き起こす。それにより人生に楽しみと幸せが満ちてくる。

我々の内なる狂気
統合失調症は神経生物学的過程である

ロバート・フリードマン 著　鍋島俊隆 監訳
四六判　336p　2,600円

ビギナーにも理解しやすいシンプルな記述で脳と心の2つの面から、
統合失調症の本質に迫る。

パーソナリティ障害の素顔
致命的な欠陥をもつ人たち

スチュアート・C・ユドフスキー 著　田中克昌、黒澤麻美 訳
A5判　760p　4,700円

物語で理解するパーソナリティ障害のすべて。

発行：星和書店　http://www.seiwa-pb.co.jp　価格は本体(税別)です

脳と心的世界
主観的経験のニューロサイエンスへの招待

M・ソームズ、O・ターンブル 著　平尾和之 訳
四六判　528p　3,800円

精神分析と脳科学、主観的世界と客観的世界をつなぐ可能性を示した画期的書。

EMDR革命：
脳を刺激しトラウマを癒す奇跡の心理療法
生きづらさや心身の苦悩からの解放

タル・クロイトル 著　市井雅哉 訳
四六判　224p　1,500円

PTSDの治療法として有名なEMDR（眼球運動による脱感作と再処理法）は、心身の苦悩や生きづらさを短期間で解放する心理療法。

記憶

ジョナサン・K・フォスター 著　郭 哲次 訳
四六判　296p　2,500円

記憶研究の歴史から、様々な重要記憶研究まで、豊富な具体例を用いてわかりやすく解説。記憶に関する知識のエッセンスを本書に凝縮。訳者による豊富な脚注や用語解説ですぐれた入門書となっている。

発行：星和書店　http://www.seiwa-pb.co.jp　価格は本体（税別）です